百年程氏养生系列

百年程氏

饮食养生七律

主编◎程凯

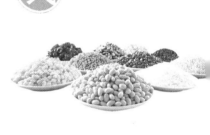

中国健康传媒集团

中国医药科技出版社

内容提要

这是一本百年中医世家，爷爷、奶奶与孙儿们关于餐桌上养生温情细腻的对话读本，温暖而又实用。这是七个关于"吃"的门道，如合五味、宜清淡、吃暖食、饿才吃、讲卫生、七分饱、食依节。程氏家族传承百年的餐桌养生绝学，将深奥的中医原理融入饮食细节，揭开了生活点滴中关于饮食养生的秘密。本书适合中医养生爱好者阅读使用。

图书在版编目（CIP）数据

百年程氏饮食养生七律 / 程凯主编 . — 北京：中国医药科技出版社，2018.10

（百年程氏养生系列）

ISBN 978-7-5214-0152-3

Ⅰ . ①百… Ⅱ . ①程… Ⅲ . ①食物养生 Ⅳ . ① R247.1

中国版本图书馆 CIP 数据核字（2018）第 066220 号

美术编辑　陈君杞
版式设计　锋尚设计

出版　中国健康传媒集团｜中国医药科技出版社
地址　北京市海淀区文慧园北路甲 22 号
邮编　100082
电话　发行：010-62227427　邮购：010-62236938
网址　www.cmstp.com
规格　710×1000mm　¹/₁₆
印张　12
字数　176 千字
版次　2018 年 10 月第 1 版
印次　2021 年 10 月第 2 次印刷
印刷　北京盛通印刷股份有限公司
经销　全国各地新华书店
书号　ISBN 978-7-5214-0152-3
定价　39.00 元

编委会

主　编◎程　凯

编　委◎秦　卓　王　婧　游　敏
　　　　吴娇娟　翟丽静　李昱颉
　　　　任　杰　王　桓

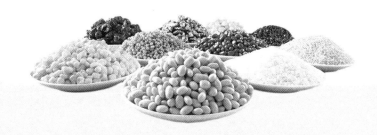

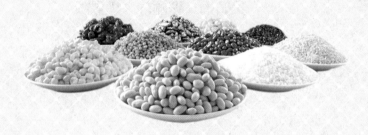

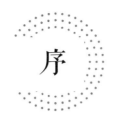

序

　　经络是在漫长的人类进化过程中，逐渐形成的人体自我诊疗的医学模型。它在长期大量的医学实践基础上，建立起体表与内脏、体表与体表之间的某种固定或规律性联系，是沟通内外的桥梁，具有网络周身气血的作用。经络就是我们身体内与生俱来的"母亲河"，使经络通畅，对患有疾病的机体来讲就是最好的治疗，对健康的机体来讲就是养生保健，经络的通畅与否影响着人的生存和健康，也是疾病形成和痊愈的重要影响因素。经络作为脏腑与体表的联系通路，在病理状态下可以传导病邪，反映病候，而穴位则是经络上特殊的点。因此通过穴位触诊的方法如压痛、过敏、肿胀、硬结等现象司外揣内，可以判断疾病的部位、范围、深浅及关联脏腑。并且我们也可以通过刺激相应的腧穴，来达到疏通经络、调节脏腑功能的目的。

　　随着当代社会环境和自然环境的快速变化，我们的身心都面临着很大的挑战，同时作息不规律、不健康饮食等不良生活习惯也损害着我们的健康，疲劳综合征、亚健康等病症正愈发普遍。各种慢性病和疑难杂症层出不穷，使得当今以科学标榜的主流西医学，也疲于应付。然而经络和穴位，既可运用于针灸临床治疗，也可以用于人们的日常养生保健中，它是我们人体随身携带的"智能医院"。作为一种绿色、安全、有效，并能够根据人体的状态自我平衡气血阴阳的纯物理疗法，在日常生活保健中，具有很大的推广价值。当身体某个部位出现不适症状时，我们只需找到相应穴位，并给予正确刺激，对于一些小的毛病则可以做到即刻显效；对于经年累月的慢性病，也能很好地缓解症状，改善病情，控制并发症。用生活中的例子形象比喻的话，经络就像一条条公交线路，而穴位就是一个个车站，想要到达某个地方，只要找对车站就可以了。

程氏针灸作为北京市非物质文化遗产项目，已有140余年的历史积淀和临床实践，通过对疾病机制的深刻认识和人体经络、穴性客观规律的挖掘，集成了以我的祖父国医大师程莘农院士的"经络诊断、穴性理论、三才针法"为核心学术思想。并将多年临床治疗心得，总结成实用、简便的程氏穴位养生经验。我曾先后在《养生堂》《万家灯火》等不同健康养生节目和不同场合的健康讲座中介绍了各种养生保健方法，并多次出版了养生书籍。此次，我们把多年出版的、深受广大读者喜欢的书籍分类整理为《经络养生操》《汉方养颜经》《穴位止痛》《饮食养生七律》《穴位养生①》《穴位养生②》，汇编成《百年程氏养生系列》丛书，系统地分类总结了程氏三代养生保健理念，提出了最简单有效的经络穴位养生方法，并毫无保留地献给读者大众，以冀造福社会。始于经络，阐释穴性，结合食疗与汉方，述中医之理，传承经典，发扬创新，让更多的人受益。

程　凯

2018年8月

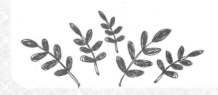

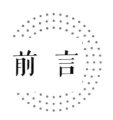

前　言

　　一直不知道怎样把"吃"这件事，讲得头头是道。

　　直到有一次，《时尚健康》杂志采访祖父程莘农院士的时候，我听到了他讲饮食养生的"七律"，才明白原来在自己生长的中医家庭中，看似平常的饮食原来也蕴含着深奥的中医道理。

　　律，就是原则、规律。饮食七律，就是有益健康的七个饮食养生原则或规律。

　　虽然是七律，但可以用三个字来总括，那就是：食有节。

　　食有节，就是要五味杂食，并益于五脏，合于四时。

　　食有节，就是在摄入适量油盐的时候，也保持清淡的心境。

　　食有节，就是热不灼唇、冷不冰齿，用温暖的食物去温暖食者的心。

　　食有节，就是先分清饿的是眼睛、舌头还是肚子，不要勉强进食。

　　食有节，就是用心饮食，合理搭配，专注于食物本身。

　　食有节，就是只吃七分饱，不仅为了体型，更为了健康。

食有节，就是顺应节气变化，养生在每一个平常日子里……

我在爷爷、奶奶身边长大，对饮食最初的印象来自于奶奶每日端来的小锅，一晃30多年过去了，奶奶去世也快10年了，谨以这本写饮食的书纪念她老人家吧！

另外，也感谢同事高滢在本书内容整理过程中所给予的帮助。

程　凯

2018年5月

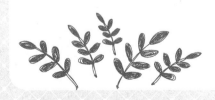

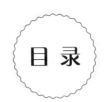

目 录

第三律 > 温暖的食物所温暖的不仅仅是脾胃，还有
吃暖食 食者的心。

第四律 > 你真的饿了吗？你真的是肚子饿了吗？
饿才吃

第五律 > 我们只顾着要求做饭菜的人要注意卫生，
讲卫生 却忽略了自己吃饭时的心境……

第六律
七分饱

> 有句俗语说得好：欲得小儿安，需得三分饥与寒。其实成人也是一样。

第七律
食依节

> 除了吃什么、怎么吃、什么时候吃、吃到什么程度外，饮食还要注意节气的规律。

附篇 >

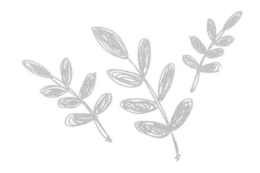

合五味

水能载舟，亦能覆舟；药能治人，也能害人。

食物何尝不是如此，用对了，五味益五脏，用得不对，五味亦可伤及五脏，关键就在一个字上——"合"，也就是相宜，五味与五脏要相宜，五味与四时变化要相宜，五味之间也要相宜，五味在食量上还要相宜，"合五味"可不是简单的五味杂食。

❧ 五谷、五畜、五菜、五果 ❦

　　我的爷爷程莘农院士是江苏淮阴（今淮安市）人，他10岁起随父研习中医，15岁时拜著名老中医、温病专家陆慕韩为师，19岁就独立挂牌行医。1957年，为响应政府号召，支持北京的中医事业，他被国家选调进入北京中医学院（现北京中医药大学）工作，从医70余载，成为一代中医大家。

　　我的父亲程红锋是爷爷的长子，从小就目睹中医的神奇并很快爱上了中医。父亲成年之后，毅然走上了行医之路，并坚持不辍。即使从中国中医研究院（现中国中医科学院）退休之后，他还一直坚持门诊，行医至今也有40余年了。

　　出生在这样一个中医世家，又在爷爷身边长大，耳濡目染，我怎能不受影响呢！的确，生活中的许多细节都闪烁着中医的影子。然而，当我步入了北京中医药大学这所中医最高学府，再回首童年的时候，最令我记忆深刻的，不是稚嫩童声里的汤头歌诀，也不是懵懵懂懂中的经脉病候，而是爷爷教给我的饮食道理。

　　小时候，每天中午放学回家，奶奶都按爷爷的嘱咐给我准备好了午饭。虽然那时的条件没现在这么好，但在我的记忆中，这餐饭却是十分丰盛。

主食

或米或面。爷爷是江苏人，所以吃米饭的时候多一些。奶奶蒸米饭真有一手，用小小的铝锅（那个时代特有的器物）蒸出来，不硬不软，粒粒晶莹剔透，散发着一股米饭特有的清香。现在用电饭煲焖出来的香米饭，也很香甜可口，但却不是儿时的味道了。印象中奶奶还经常用大米、小米混合在一起蒸的二米饭与红薯、玉米等粗粮调换口味，甚至有时还有一小碗盐煮花生或白蒸芋头……

绿叶蔬菜	一个用得很旧的小盆里,盛放着至少两种时令的绿叶蔬菜,每样的量都不是很多。这个菜量现在看来像是剩菜,其实却不然,那是奶奶每天中午特意为我做的,一般是一盘菠菜或卷心菜等叶菜,一盘扁豆或青豆等豆菜。后来我才知道,这是爷爷给我定的食谱……
肉菜	最常吃的是肉羹,就是将肉末与鸡蛋一起蒸熟。本不觉得有什么特别,直到上了大学,吃到食堂里一道著名且昂贵的"太阳肉"后,才比较出奶奶做菜的特色。所谓"太阳肉",就是在调味好的肉馅里打一个鸡蛋,然后上火蒸熟即可,取名"太阳",是因为肉是肉,蛋是蛋,界限分明,形如太阳。而奶奶却是将鸡蛋与肉末充分混合,搅拌均匀,蒸熟后肉末镶嵌在蛋间,使鸡蛋形成了蜂窝状的奇特结构,清浊融合,肉蛋再难分割,味道自然也就变得十分独特,回味无穷……
佐汤	每餐必有汤,以瘦肉丁儿、蒸熟的鸡蛋丁儿、山药丁儿为主并稍加青蒜的山药汤;将土豆切丁儿并加蛋花儿的土豆汤;还有把青豆、蚕豆混合而煮的蚕豆汤……这些汤都有一个共同的特点——口味清淡。
水果	时令水果是每餐饭后安静小憩时的奖励。半个苹果、一个橘子、一块西瓜,每每让我沉醉在午后悠闲的童年时光……

上大学后,我才开始住校吃食堂的经历。记得第一年放假去看爷爷,本以为爷爷会考我许多学业问题,于是我特意准备了一番。在我心目中,爷爷

的肯定似乎比老师的更重要，所以准备得比期末考试还认真些。但奇怪的是，爷爷却问了我一个与学业不相干的问题：每天都在食堂吃什么？

于是，我列举了一大堆具有学校特色的菜式，虽没有现在丰富，但也比家里四菜一汤的选择面宽多了。

"每次只吃一个菜吗？"

"是啊，一个菜量就很大，打两个菜吃不完，就浪费了。"我回答道。

"没有汤和水果吗？"

"有汤，但食堂里没有水果卖……"

"你觉得你吃得对吗？"

"……"我有些摸不着头脑了。

> "你了解脏腑中脾胃的作用是消化食物，并转化为人体可以利用的营养精微物质，也就是我们常说的'脾胃乃后天之本，气血生化之源'吗？这可是人体健康生存的根本，也是人体从疾病状态迅速康复的基础，正所谓：饮食者，人之命脉也。人体需要各种各样的营养，因此我们需要给脾胃提供多种食物，并合理调配，才能让脾胃功能正常发挥，才能为人体源源不断地提供优质、充足的气血。养生，首先要从饮食做起，而中国传统医学素来有"药食同源、寓医于食"的食疗观，所以说，治病也离不开饮食的帮助。《内经》中讲：'毒药攻邪，五谷为养，五果为助，五畜为益，五菜为充，气味合而服之，以补精益气'，这是十分有道理的。结合奶奶平时给你做的饭菜，回去好好研究一下吧，看你能悟到多少。"

看来我没有通过爷爷的考试，还是回去继续研读《内经》吧。

《黄帝内经》——中医学的经典著作，分《素问》《灵枢》上下两卷各八十一篇，成书于战国时代。但它既非是一时之作，也非出自一人之手，而是当时对许多医家、医学著作的总结。了解中医，学习中医，不可不研读《黄帝内经》，其中蕴含的大智慧和丰富的多学科知识，吸引着越来越多的追随者。而以此书为基础逐渐发展丰富起来的中医学，更因其神奇的疗效，不仅博得了普通民众的喜爱，更在世界医药史上留下了不朽的印记。

爷爷提到的这段关于饮食养生的经典论述，记载于《素问·脏气法时论》，其中，"五谷为养"指的是：谷物含有丰富的碳水化合物和纤维素，是人体热能的主要来源，这种膳食结构模式与以动物性食物为主食的膳食结构模式相比，其人群的心、脑血管性疾病，高血压、糖尿病、癌肿等"现代文明病"的发病率明显低得多。"五畜为益"，益为补益的意思，五畜有益于五脏精气。就是说动物性肉食，可以作为人体营养必要的补充，每天进食适量的肉、蛋、奶、鱼等食物，有利于儿童发育、生长，有助于孕妇和哺乳期妇女的营养补充，有利于营养缺乏及体衰病人恢复体质。"五菜为充、五果为助"是指蔬菜水果对脏腑有充养、辅助作用，果蔬含有人体必需的大量维生素和矿物质，还有与人体新陈代谢密切相关的一些重要的酶也主要依赖果蔬的供给。

这段话既是医学方面不可忽视的至理名言，也是指导人们饮食的重要原则。

五谷宜为养，失豆则不良

五谷，指粳米、小豆、麦子、大豆、黄黍（音鼠，即糯小米，北方叫作黄米，又叫黍子）等为代表的粮食作物。"五谷为养"，即以五谷为维持生命机体的基本食物或基本营养。何以见得"五谷"是基本的营养呢？文中对不同的食品分别用了"养""益""助""充"四个不同的字眼，这不全是为了避免行文上的重复，而且还有深刻的用意。它不仅讲了各类食品对人体的养益功能，而且还有主次之分。"养"是主要的，"益""充""助"是辅助的，不能喧宾夺主。

这里需特别说明一下，谷物中含的营养成分主要是碳水化合物，其次是植物蛋白质，脂肪含量并不高。而古人把豆类作为五谷的重要组成部分是符合现代营养学观点的，因为谷类蛋白质缺乏赖氨酸，豆类蛋白质缺少蛋氨酸，谷类、豆类一起食用，能起到蛋白质相互补益的作用。

五果当为助，力求少而数

五果，指桃子、李子、杏、栗子、大枣等为代表的水果、坚果类食物。"五果为助"，即以五果为生命机体营养的补助。水果富含维生素、纤维素、糖类和有机酸等物质，营养丰富，还有助消化，虽不求多，但却是平衡饮食中不可缺少的辅助食物。

五畜适为宜，过则害非浅

五畜，指牛肉、羊肉、猪肉、狗肉、鸡肉等禽畜肉食，广义上则包括了畜、禽、鱼、蛋、奶之类的动物性食物。"五畜为益"，即以五畜为生命机体营养的补益。肉类食物含有丰富的氨基酸，可以弥补植物蛋白质的不足。但既然是补益，就不能成为每餐食物的主角，应以适宜、适度为原则，食用过多则会伤及人体。

五菜常为充，新鲜绿黄红

五菜，指冬葵（湖南叫葵菜，也叫冬寒菜，江西叫蕲菜）、豆叶、薤、葱、韭菜等蔬菜。吃菜讲究新鲜，各种颜色的新鲜的蔬菜含有多种微量元素、维生素、纤维素等营养物质，有增食欲、充饥腹、助消化、补营养、防便秘、降血脂、降血糖、防肠癌等作用，能营养人体、充实脏气，使体内各种营养素更完善，更充实。

五谷、五果、五畜、五菜这四个方面，几乎把迄今为止人们饮食中的所有原料全部概括了。仔细回想儿时奶奶做的饭菜，每餐无一不是谷、果、畜、菜俱全啊！原来爷爷告诉我的饮食养生道理就是——杂食。五谷、五果、五畜、五菜，每类食物中都用了"五"字，就是告诉我们要吃杂一点，即使是主食粮食，也不能只吃某一种细粮而不吃杂粮。不同的食品，其营养成分的含量各有所不同，吃杂一点是有好处的。肉类、蔬菜、果品也是一样。

明白了这个道理，回到学校，我立刻与同宿舍同学商定，每餐每人负责从食堂打回一样饭菜，或青菜，或肉菜，或水果，或主食，且每天必不相同，然后几个人聚餐食用，以求杂食，使营养均衡，这是我们那个时代在中医饮食养生的原则指导下自创的营养配餐吧！

但是，为什么要在前面加上"毒药攻邪"呢？是强调在用有毒药物攻除邪气、治疗疾病时，特别需要五谷、五果、五畜、五菜的辅助吗？我还是心存疑问，要找爷爷问一问。

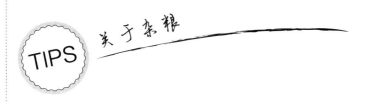

TIPS 关于杂粮

朋友的儿子小森6岁了，正是上小学的年纪，为了补充营养，奶奶、爷爷每天都给他做很多好吃的精白米饭、三鲜馅儿的包子、饺子，红烧肉、糖醋鱼，油焖大虾，顿顿离不开肉。小森特别喜欢吃肉，一盘红烧肉一顿能吃掉一半。奶奶看着孙子这么能吃，非常高兴，觉得这个孩子身体差不了，可是一年级上完，期末拿到成绩单，蓝色的期末成绩表里，赫然有一抹红色——体育不及格。是呀，这一年来小森看起来确实壮实了不少，但是他也越发不爱运动了……眼看这样下去成了个小胖墩，这可急坏了他的父母。

情急之下，小森父母的朋友带他去检查，原来是营养不均衡导致的。营养师建议家长在准备饭菜时给小森多增加点杂粮、蔬果，减少肉类的摄取。

杂粮是传统食物中的重要组成部分，现代人吃得细吃得精，并不意味着就是吃得健康。从营养上来说，总吃精白米、精白面其实并不好，慢性病发病率非常高就与此有关。调查发现，主食、杂粮、粗粮吃得越少，高血脂、高血压、肥胖的发生率就越高……

现在杂粮已经摇身一变，成了饮食中必不可少的健康食品之一，"糙米""鸡头米""燕麦"等过去上不得饭桌的杂粮，如今也"堂而皇之"地被摆上各大超市的柜台，且价格还是普通大米的几倍（有些甚至十几倍），人们仍然踊跃购买，生怕自己"营养缺失"。

营养学家告诉我们：杂粮确实营养丰富，含大量B族维生素，钙、铁的含量也很高；丰富的膳食纤维是杂粮的一大特色，可以降血脂、降血糖。普通食物转化成葡萄糖进入体内，血糖指数会很快地升高，而后随之很快地下降，而食用杂粮后，血糖指数相对比较平稳。这对于对糖尿病病人控制血糖有好处，血糖得到控制后也有利于血脂的代谢。此外，吃杂粮容易耐饥，有利减肥，可以改善便秘。

对一般人来说，杂粮占主食的比例可以是1/5~1/3，每天保证吃一顿杂粮。随着消费者对杂粮食品的重视，现在可挑选的杂粮制品越来越丰富，除了糙米、鸡头米、棒子面、豆面这样的单一米面制品之外，像全麦面包、玉米馒头、荞麦面、燕麦片等，都不失为很好的选择。

同时也提醒大家：杂粮虽好，但也不是所有的人都需要多吃杂粮的。有些人就不太适合吃杂粮，如肠胃不好的人，诸如患溃疡病、肠炎、胃肠道手术后等病人，因为杂粮比较粗糙，要多加注意。

➢➢ 五味入五脏 ⤺⤺

　　"爷爷，上次您提到的《素问·脏气法时论》中那段话'毒药攻邪，五谷为养，五果为助，五畜为益，五菜为充，气味合而服之，以补精益气'，我弄明白了，讲的是杂食的原则，就是说平素饮食不要过于单一，不要过于偏好，要五谷、五果、五畜、五菜，多种食物，混而食之，这样才能营养均衡，才能为脾胃提供充足的能量来源，才能补精益气。不过，前面那句'毒药攻邪'我还不大明白，为什么要说'毒药'呢？"

　　爷爷自幼研习中医经典，出口即诵，无人不佩服他对中医经典的熟稔，只听他轻声吟道："《素问·汤液醪醴论》云：'帝曰：今之世不必已，何也？岐伯曰：当今之世，必齐毒药攻其中，镵石、针艾治其外也。'这里的'毒药'泛指所有药物，翻译一下就是说：'当今之世，人们患病以后，必须用汤药来治疗他们的内部病症，用砭石、针灸治疗他们的外部病症，这样才能使他们恢复健康。'正如明代医家大家张介宾所言'毒药者，总括药饵而言。凡能除病者，皆可称为毒药'与今之毒药的意义不同，药物之性味各有所偏，这种性味的偏胜，古人称之为毒性。从这个角度上讲，食疗有其特殊意义，战国时扁鹊曾说：'君子有病，期先食以疗之，食疗不愈，然后用药。'唐代孙思邈也指出：'安身之本，必须于食，不知食疗者，不足以全生。'作为医生一定要记住，用药攻除体内邪气，邪衰则当用五谷、五果、五畜、五菜来调补脏腑的精气。"

　　"怪不得说'是药三分毒'呢！"我若有所悟。

　　"《五常政大论》中载：'大毒治病，十去其六，常毒治病，十去其七，小毒治病，十去其八，无毒治病，十去其九，谷肉果菜，食养尽之，无使过之，伤其正也。'医生治病应当以此为训诫，用大毒的药物治病，病去十分之六即停药；以一般毒性的药物治病，病去十分之七即停药；以小毒的药物治病，病去十分之八即停药；以没有毒性的药物治病，病去十分之九即停药。然后再以五谷、五果、五畜、五菜之类饮食调养，使正气逐渐恢复，邪气去尽。过用毒物会损伤人体正气，治病不应该偏爱药物而忘了饮食调养啊！"

"你还有不明白的吗？"爷爷轻捋花白的胡须，微笑地看着我。

"没有了。"

"真没有了吗？"

"没有了……"

"我看你离明白还差得远呢！"爷爷哈哈大笑起来。"这'气味合而服之'可不仅仅说的是杂食的道理，五谷、五果、五畜、五菜，取'五'之数也不仅仅是个虚数，都有更深的含义，再回去好好研究一下吧。"

爷爷并没有直接讲解，而是再一次把问题提了出来，让我自己去寻找答案，这种方式可以锻炼我独立解决问题的能力，使我获益匪浅。后来我站在大学讲台上给我的学生授课时，才理解爷爷是多么高明的一位老师，所以我也经常鼓励我的学生自己分析解决问题。

还是回到《黄帝内经》，在《素问·五脏生成》我找到了这样一段描述："故心欲苦，肺欲辛，肝欲酸，脾欲甘，肾欲咸，此五味之所合也。"这段文字的意思是说，五脏之中，心需要苦味之物滋养，肺需要辛味之物滋养，肝需要酸味之物滋养，脾需要甘味之物滋养，肾需要咸味之物滋养，这是由于苦、辛、酸、甘、咸五味分别与心、肺、肝、脾、肾五脏彼此相宜的缘故。

明白了，我的问题出在对"合"字的理解上。合，相宜也。"气味合而服之"并不是把各种性味的食物混合食用，而是强调要注意将性味相宜的食物放在一起食用。食物的味有酸、苦、甘、辛、咸五味，与什么相宜呢，与人体的五脏！这就是为什么五谷、五果、五畜、五菜都取"五"之数的道理。

明白了这个道理，就很自然地画出了下面的表格。

五脏	五味	五谷	五果	五畜	五菜
肝	酸	小豆	李	犬肉	韭
心	苦	麦	杏	羊肉	薤
脾	甘	粳米	枣	牛肉	葵
肺	辛	黄黍	桃	鸡肉	葱
肾	咸	大豆	栗	豕肉（猪肉）	藿

再讲一个最近遇到的真实例子吧，以便让大家更清楚地理解五味对五脏的滋养作用，以及日常生活中看似不经意却蕴含着饮食道理的饮食习惯。

大约一年前的一天，《健康之友》杂志的编辑打电话来，说他们近期采访了一些人的生活习惯，希望我能从中医的角度对其进行评价和案例分析，这些案例都是来源于真实生活，也就是说这些饮食习惯和生活方式每天还在真实发生并重复着，有些习惯被采访者自己也觉得不太健康，例如三餐不准时啦、不吃早饭啦、加班熬夜啦等，但长年如此，似乎也没什么不适，想知道这其中有没有什么中医的规律。下面就是其中一个比较典型的案例。

"小洁（代名）是20世纪80年代出生的，大学毕业之后到伦敦留学，回国后做过媒体记者，现在从事文化活动的策划。用小洁自己的话说，挺喜欢折腾的，不喜欢安分守己的工作，喜欢做自己喜欢做的事情，两年前结婚，老公从事与艺术相关的工作。因为自己是从事活动的策划和执行工作，加班是经常的事情，所以每天都要凌晨两三点才能休息，早上8点40才起床，这样的作息时间也导致了她有时差的饮食习惯，她还戏称，自己可以成为健康杂志的反面教材了。"

从大学开始，小洁就不吃早餐了，这样的习惯已经维持10年了，但是不吃早餐的习惯至今没有给她带来胃肠疾病问题。而且，小洁早上还要空腹喝一杯咖啡，她自己也知道这样不健康，但是习惯了，要是不喝一上午就没有精神，属于典型的咖啡依赖症。到了单位就喝水，也会喝一些补血的冲剂，上午的时间就基本以喝水为主。中午的时候她才开始进食，清炒苦瓜、西红柿鸡蛋、洋葱炒肉片是她喜欢的食谱。晚餐都在外面吃，会去西餐店喝咖啡、吃沙拉。小洁特别喜欢喝咖啡，家里面有很多研磨和煮咖啡的器具，晚餐的时候也一定要喝杯咖啡，虽然喜欢吃西餐，但是不喜欢吃甜点、巧克力。夜里11点的时候，就是小洁的夜宵时间了，基本以水果和酸奶为主，例如樱桃、梨、西瓜这类水分比较多的水果，配合自己最拿手的糖醋小排。

的确，从营养和饮食习惯的角度上看，小洁的饮食习惯有很多不合理的地方，但从中医五味滋养五脏的角度来分析，却可以看到不经意的习惯中蕴含的一些道理，正因为这些道理才使得她的身体逐渐适应了这样的饮食习惯，形成了某种平衡。

这是什么道理呢？让我们逐个分析吧。

▌酸以入肝

小洁每天凌晨两三点才入睡的反时差生活习惯，打破了人体脏腑正常的生物节律。正常情况下，晚11点至次日凌晨3点为肝胆主时，此时肝的疏泄功能旺盛，适时入睡休息，进入深度睡眠，可使气血充分流归于肝，正如《素问·五脏生成》中记载"人卧血归于肝"的道理一样，使肝气得养，充分发挥其促进代谢、调畅气机的生理作用。小洁"夜猫子"式的生活习惯，有损肝气，长此以往，会影响肝之疏泄功能，使人体气机逆乱，情绪抑郁暴躁，体内垃圾贮存，新陈代谢变缓，甚至诱发严重疾病。

肝的疏泄功能是什么呢？

在中医学里，肝被称为"将军之官"。也就是说，肝、心、脾、肺、肾这五脏之中，肝是将军，是统帅，负责谋虑和思考，负责管理身体各部门的运作，有点类似西医学中的自主神经系统，像眩晕、中风等在中医里都被归类成肝系疾病。疏泄则是指身体的疏通调节（新陈代谢）功能。我们可以把肝理解为一个物流系统的控制管理中心，负责管理身体各种物质的流通及运输；既然负责流通和运输，也就不难理解肝喜顺畅了，试想，如果你是一个搞物流、运输的人，你会喜欢每天路上都堵车吗？而情绪、睡眠、饮食及药物等各种原因均会影响肝的疏泄功能，特别是当抑郁情绪出现时，肝受的影响尤其之大。生活中，我们经常会遇到不顺心的事情，当你左右为难、情绪激动的时候，我们常说是肝火旺盛，其实就是肝的疏泄功能失常，体内气的运转受阻、郁而化火的表现，就像严重的交通堵塞会引发混乱和恐慌一样。

小洁似乎还没有出现这样的问题，这与她的夜宵食谱有一定的关系。从五味滋养五脏的理论出发，小洁夜宵经常食用糖醋小排、酸奶以及酸味的水果。酸味入肝，可旺肝气，在一定程度上弥补了晚睡对肝的损害，短期内不失为一种有效的补救之法。

▌苦以入心

小洁不食早餐、空腹喝咖啡，在我看来，一种生活习惯而已，因个体适应性不同而异，不必盲目批驳。但咖啡也好，苦瓜也罢，均以苦味而入心，考虑到小洁的工作以策划为主，必思虑过多，易耗伤心气，故喜食苦性食物，可补心气以养心。

中医所说的心，有血肉之心和神明之心之别。血肉之心，即指实质性的心脏；神明之心是指脑接受和反映外界事物，进行意识、思维、情志等精神活动的功能。中医学把精神意识思维活动归属于心，所以也有神明之心的说法。"有血肉之心，形如未开莲花，居肺下肝上是也。有神明之心……主宰万事万物，虚灵不昧是也"（《医学入门·脏腑》）。

心主血脉，指心有主管血脉和推动气血循行于脉中的作用；心主藏神，是指心主思维、意识、精神。在正常情况下，心接受和反映客观外界事物，进行精神、意识、思维活动，主宰生命活动。"心者，五脏六腑之大主也，精神之所舍也"（《灵枢·邪客》）。

有人说你这简直是胡说八道，人人都知道精神是脑的功能，而心只是主循环的器官罢了，怎么能说心主思维、意识、精神呢？

中医确实认识到了脑的作用，人的精神、意识和思维活动属于大脑的生理功能，是大脑对外界事物的反映。这些在中医文献中早已有明确的论述。中医学将思维活动归之于心，是依据心血充盈与否与精神健旺程度有密切关系而提出来的。气、血、津液、精等是人体脏腑功能活动的物质基础，没有气、血、津液的濡润，再高明的脑也无法完成"思维"，而心脏运送血液以营养全身，也包括为自身提供生命活动必要的物质，大家仔细想想，当心主血脉的功能异常，比如发生心肌梗死、供血不足等疾病时，一个人的神志还能完全清醒吗？

甘以入脾

小洁不喜甜食，应该是不太食甜食或不食过甜食物，这也许是女孩子怕胖养成的习惯吧，不管怎样，这种习惯非常好。但她嗜食沙拉、水果，这些都是味甘入脾之品，可健脾助运，缓解不吃早餐或工作造成饮食不规律对脾胃的伤害。

脾最主要的一个生理作用就是主运化。

运，即转运输送；化，即消化吸收。脾主运化，指当饮食水谷入于胃中后，脾具有把水谷化为精微物质，并将精微物质转输至全身的生理功能。既然被称为水谷，水指液体的部分，谷指固态的部分，按所指不同，脾主动化的功能可分为两个方面。

第一方面是指对固态饮食物的运化，即对饮食物的消化和吸收。脾的转输和散精的功能，能把水谷精微"灌溉四旁"并布散至全身。也就是说，营养物质是否能化生精、气、血、津液，是否能被人体所利用，全赖于脾的转输和散精功能。脾的运化功能旺盛，才能使脏腑、经络、四肢百骸，以及筋肉皮毛等组织得到充分的营养。

第二个方面是指对水液的运化，也被称作"运化水湿"，是指对水液的吸收、转输和布散作用，是脾主运化的另一个重要组成部分。也就是吸收水谷精微中多余水分，并及时地转输至肺和肾，通过肺、肾的气化功能，化为汗和尿排出体外。

如果把肝理解为管理中心的话，脾就是人体内的物流系统，脾的运化功能失常，就意味着我们身体里的物流系统工作效率大大下降，传送带失灵了，本来需要运送到全身各处去的营养物质运不出去，身体需要营养能量的地方也得不到充足的供应，疲劳感与日俱增，特别典型的一个症状就是"餐后困倦"，吃完午餐后一定要睡一会，不然整个下午都没有精神。面色也由红润变得萎黄，显得萎靡不振。

脾的运化功能失常，也意味着水液在体内停滞，产生湿邪。湿性重浊黏腻，使身体愈发困重，懒得运动。日久则聚湿生痰，这里的痰不是我们平时咳嗽而出的痰，而是指阻滞于人体经脉内的痰邪，它使水谷精微物质的输布更加失常，更加加重了堆积、积聚的现象，于是浮肿、肥胖就相继出现了，这就是为什么有些人吃得很少也会长胖，所谓喝凉水都长肉的原因。

▌辛以入肺

"洋葱真是个好东西"，营养学家一定这么说，那我就不多说它的功效了。我要说的是，洋葱味辛，其性走窜，可宣肺、通经、振奋卫气（所谓卫气，就是肌肤表面的一种抵御外邪、保卫机体的力量），开泄腠理（也就是毛孔），增强人体抵御外邪的能力，使小洁可以轻松应对频繁的加班和承受不小的工作压力。

中医理论中，肺朝百脉，主一身之气，有宣发和肃降的作用。"宣发"，就是向上向外，通过肺气而宣达散布气血津液以滋养全身，内而五脏六腑，外至肌肉皮毛。中医形容肺的作用"若雾露之溉"。"肃降"，就是清肃下降的意思，说明肺气宣清宜降，如肺气不能肃降时，则可能发生咳嗽、气喘等证候。

中医理论还认为肺乃"娇脏",其位在上,外在环境发生异常变化,或燥,或湿,或热,或寒等等,就可能影响肺脏功能。所以,外邪伤人时首先侵袭肺脏,影响肺气的宣发功能则全身得不到气血津液的滋养而疲惫不堪;影响了肺气的肃降功能,则易出现感冒、咳喘等肺系症状。

▌咸以入肾

相信咸味在每餐中都会存在,但还是介绍一下肾的功能吧,后面的章节也会用到这部分知识。

中医认为肾是人体脏腑阴阳之本,生命之源,又称为先天之本;五行属水,为阴中之阳,藏精,主生长、发育与生殖,主水主纳气,与膀胱、骨髓、脑、发、耳等构成肾系统,在四时与冬季相应。肾最重要的一个生理功能就是藏精,主生长、发育与生殖。

《素问·上古天真论》说:

"丈夫八岁,肾气实,发长齿更。

二八,肾气盛,天癸至,精气溢泻,阴阳和,故能有子。

三八,肾气平均,筋骨劲强,故真牙生而长极。

四八,筋骨隆盛,肌肉满壮。

五八,肾气衰,发堕齿槁。

六八,阳气衰竭于上,面焦,发鬓颁白。

七八,肝气衰,筋不能动,天癸竭,精少,肾藏衰,形体皆极。

八八,则齿发去。

女子七岁,肾气盛,齿更发长。

二七而天癸至,任脉通,太冲脉盛,月事以时下,故有子。

三七,肾气平均,故真牙生而长极。

四七,筋骨坚,发长极,身体盛壮。

五七,阳明脉衰,面始焦,发始堕。

六七,三阳脉衰于上,面皆焦,发始白。

七七,任脉虚,太冲脉衰少,天癸竭,地道不通,故形坏而无子也。"

这里描述的就是肾作为先天之本、生命之源的功能，简单讲，从幼年开始，肾的精气逐渐充盛，发育到青春时期，随着肾精的不断充盛，便产生了一种促进生殖功能成熟的物质，称作天癸。于是，男子就能产生精液，女性则月经按时来潮，性功能逐渐成熟，具备了生殖能力。以后，随着人从中年进入老年，肾精也由充盛而逐渐趋向亏虚，天癸的生成亦随之而减少，甚至逐渐耗竭，生殖能力亦随之而下降，以至消失。

健康长寿是人类有史以来一直为之奋斗的目标。然而，寿命的长短与后天养生密切相关，后天失养，生活方式不健康，导致早衰、早逝的例子已不在少数。而且，活得长也不是我们追求的唯一目标，在健康的基础上活得长才是终极梦想。

于是，对抗衰老、延缓衰老、防止过早衰老逐渐成为实现终极梦想的关键问题。也许我们永远无法改变人从出生、发育、成长、成熟直到衰老、死亡的规律，但我们却可以让这一过程更加平稳。这就依赖于对先天之本——肾的养护，让其在各个年龄阶段都充分发挥其主生长、发育、生殖的生理作用。

此外，肾还主水液，不仅是指肾五行属水，为水脏，也是指肾具有调节人体水液代谢的功能。

传统医学认为人体的水液代谢包括两个方面：一是将水谷精微中具有濡养滋润脏腑组织作用的津液输布周身；二是将各脏腑组织代谢利用后的浊液排出体外。

在正常情况下，水饮入胃，由脾的运化和转输而上输于肺，肺的宣发和肃降通调水道，使清者（有用的津液）以三焦为通道而输送到全身，发挥其生理作用；浊者（代谢后的津液）则化为汗液、尿液和气等分别从皮肤汗孔、呼吸道、尿道排出体外，从而维持体内水液代谢的相对平衡。在这一代谢过程中，肾的蒸腾气化使肺、脾、膀胱等脏腑在水液代谢中发挥各自的生理作用。被脏腑组织利用后的水液（清中之浊者）从三焦下行而归于肾，经肾的气化作用分为清浊两部分。清者，再通过三焦上升，归于肺而布散于周身；浊者变成尿液，下输膀胱，从尿道排出体外，如此循环往复，以维持人体水液代谢的平衡。

因此肾主水液功能失常时，就会引起水液代谢障碍，尿多、尿少或尿频、水肿等病理现象就发生了。

还是回到小洁的情况吧，她的食谱可以说是五味俱全，各利于相应脏气，或散，或收，或缓，或急，或坚，或软，相互补充，从而形成了她自己特有的饮食习惯和食谱搭配。虽不能说是健康，但至少她自己还是比较适应的。

当然，以五味滋养五脏的理论为指导，小洁某些饮食习惯还应该改变，但关键还要自己喜欢，自己觉得适合才好。每个人都有自己的饮食偏好，中医强调各种各样的食物综合摄取，不要偏食，这样才能能量均衡，才能弥补我们饮食过程中的些许遗憾。

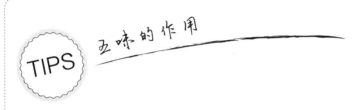

TIPS 五味的作用

≈酸：

有收敛、固涩等作用。一般带有酸味的药物，大多具有止汗、止渴等作用。曰：酸收，入肝。

≈苦：

有泻火、燥湿、通泄、下降等作用。一般具有清热、燥湿、泻下和降逆作用的药物，大多数有苦味。曰：苦坚、燥，入心。

≈甘：

有滋补、和中或缓急的作用。一般滋补性的药物及调和药性的药物，大多数有甘味。曰：甘缓，入脾。

≈辛：

有发散、行气或润养等作用。一般发汗的药物与行气的药物，大多数有辛味；某些补养的药物，也有辛味。曰：辛散、润，入肺。

≈咸：

有软坚、散结或泻下等作用。一般能消散结块的药物和一部分泻下通便的药物，带有咸味。曰：咸耎（音"软"，有平息躁动上炎之势的意思），入肾。

其实，在五味以外，还有淡味、涩味。

≈淡：

就是淡而无味，有渗湿、利尿作用。一般能够渗利水湿、通利小便的药物，大多数是淡味。

≈涩：

有收敛止汗、固精、止泻及止血等作用。

由于淡味没有特殊的滋味，所以一般将它和甘味并列，称"淡附于甘"；同时，涩味的作用和酸味的作用相同，因此，虽然有七种滋味，但习惯上仍称"五味"。

❯❯ 合五脏之性与四时变化 ❮❮

　　五味入于五脏，而对相宜的脏腑起到滋养的作用，这就是"合五味"的全部含义吗？似乎没有这么简单。

　　还是在《素问·脏气法时论》中，我看到了这样一段话："……肝欲散，急食辛以散之，用辛补之，酸泻之……心欲耎，急食咸以耎之，用咸补之，甘泻之……脾欲缓，急食甘以缓这，用苦泻之，甘补之……肺欲收，急食酸以收之，用酸补之，辛泻之……肾欲坚，急食苦以坚之，用苦补之，咸泻之……"看来，五味或散或收，或缓急或润养的不同作用对五脏均有不同影响。要想做到五味与五脏相宜，还需要考虑五脏的虚实、用药时的补泻以及时令节气的变化等很多其他因素，"合五味"这三个字还真不简单！

　　《素问·灵兰秘典论》是《黄帝内经》中的重要篇章，灵兰是灵台兰室的简称，是黄帝藏书的地方，秘典就是黄帝秘藏的典籍。因这一篇所记载的内容至为重要，应当被珍贵地保荐下来，永久地流传下去，才起了这个名字。也正是在这样重要的篇章中，人体的五脏六腑都被封了"官儿"，有了脾气秉性……

≈肝为将军之官，宜多甜少酸

　　肝被称作将军之官，既然是将军，就一定孔武有力，想象一下身着铠甲、手持利刃的威武之姿吧，代表着肝之性刚强、喜动、喜条达舒畅，所以肝又被称为"刚脏"，其性易亢易急，在志为怒，怒而气急易使肝气受伤，而甘味有缓急的作用，为了缓解肝易亢易急的将军之性，可以适当多吃些甘味食物，特别是在阳气生发、肝气旺盛的春季，更加适宜。由此，确立了春季饮食养生的一个原则：多甜少酸。

　　而针对肝之喜条达而恶抑郁的特点，辛味发散可顺其性，酸味收敛可逆其性，故一为补一为泻，可作为肝之疾病状态的用药原则。

≈心为君主之官，宜多酸少苦

五脏之中，心为君主之官，主神志、主血脉。心是皇帝啊，高高在上，发号施令，是五脏六腑的总头头儿。虽然外表看起来很威风，实际上它却禁不起伤害，一定要好好地被保护起来，这是其性喜软的一面。同时心也像所有的君主一样，喜欢听高兴的事儿，故在志为喜，而喜则气缓，过喜使心气涣散致神志失养，皇帝昏了头，没了规矩，不在宫殿里处理国事，反而到民间乱跑，整个国家也就失去了主心骨儿，对人体来说，"心伤则神去，神去则死矣！"而酸味有收敛、固涩的作用。心气旺于夏季，故夏季时节应适当多吃些酸味食物，以收敛易耗散的心气，避免心神受伤。由此，确立了夏季饮食养生的一个原则：多酸少苦。

针对心之喜软而恶缓的特点，咸味软坚可顺其性，甘味缓急可逆其性，故一为补一为泻，可作为心之疾病状态的用药原则。

≈脾胃为仓廪之官，宜多苦少甘

脾又是什么官儿呢？中医理论认为脾与胃关系密切，均为后天之本、气血生化之源，胃负责受纳、腐熟，也就是消化，脾负责转输运化，也就是利用，一个管加工、一个管销售，搭配工作，所以将二者合在一起，称为仓廪之官。既然是贮存粮食的地方，当然喜燥而恶湿，而苦味就有燥湿的作用。在长夏季节，湿邪当令，脾胃易被湿邪所困，此时应适当多吃些苦味食物，以苦燥健脾。甘味虽有滋补之功，但脾胃受湿所困时，滋补就变成了滋腻，反而有碍消化。由此，确立了长夏季节饮食养生的一个原则：多苦少甘。

针对脾之喜缓而恶湿的特点，甘味缓中可顺其性，苦味燥湿可逆其性，故一为补一为泻，可作为脾之疾病状态的用药原则。

≈肺为相傅之官，宜多苦少辛

肺居心之左右，好像辅佐君王的重要大臣，被称为相傅之官。功能上两者也是相得益彰，肺主气，心主血，气与血相伴而运行于人体经脉之中。气为血帅，推动血的运行，血为气母，载气而行。气行则血行，气滞则血滞，气与血难以分割，也说明了心与肺的密切关系。人体气的运行，除了怕阻滞不通外，还怕气逆不降，此时肺气不得收敛而易出现咳嗽、气喘等气机上逆的症候，而苦味有下降的作用，特别是在肺气主时的秋季，应适当多吃些苦味食物，以苦降宣泄肺气。由此，确立了秋季饮食养生的一个原则：多苦少辛。

针对肺之喜收敛而恶耗散的特点，酸味收敛可顺其性，辛味宣散可逆其性，故一为补一为泻，可作为肺之疾病状态的用药原则。

≈ 肾为作强之官，宜多辛少咸

最后来看肾，前面我们介绍了，肾藏精、主生殖、主骨生髓，肾中之精，其性轻灵，为先天之精，秉受于父母，宜封藏起来并使之充实，才能促进人体生长发育和强壮，故肾又称为先天之本、作强（使身体强壮）之官。精属阴，水之性，所以肾中精气最恶燥，因为燥可伤精而致肾精亏虚，辛味有润养的作用，在肾气主时的冬季，应适当多吃一些辛味食物，以滋阴润燥。由此，确立了冬季饮食养生的一个原则：多辛少咸。

针对肾之喜坚而恶软的特点，苦味能坚可顺其性，咸味软坚可逆其性，故一为补一为泻，可作为肾之疾病状态的用药原则。

合五味，不光是要五谷、五菜、五畜、五果等多种营养的食物杂食，还要让五味与相应的脏腑相宜，这种相宜不仅仅是简单的一对一的关系，更要考虑到五脏的病理状态、季节时令的变换等因素加以灵活运用，才能真正起到滋养作用。

我将《素问·脏气法时论》又重读了一遍，发现我所悟到的"合五味"的真正含义，其实已经写在了我最初读到的那句话的下面："毒药攻邪，五谷为养，五果为助，五畜为益，五菜为充，气味合而服之，以补精益气。此五者，有辛酸甘苦咸，各有所利，或散或收，或缓或急，或坚或耎，四时五脏，病随五味所宜也。"

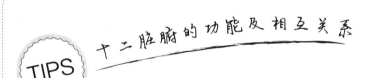

TIPS　十二脏腑的功能及相互关系

心者，君主之官，神明出焉。

肺者，相傅之官，治节出焉。

肝者，将军之官，谋虑出焉。

胆者，中正之官，决断出焉。

膻中者，臣使之官，喜乐出焉。

脾胃者，仓廪之官，五味出焉。

大肠者，传道之官，变化出焉。

小肠者，受盛之官，化物出焉。

肾者，作强之官，伎巧出焉。

三焦者，决渎之官，水道出焉。

膀胱者，州都之官，津液藏焉，气化则能出焉。

——《素问·灵兰秘典论》

译文：

心，好像一国的君主，主宰全身的精神活动。

肺，如同协助君主的宰相，调节全身的气机。

肝，好比统率军队的将军，运筹谋划。

胆，不偏不倚而能决善断，最为"中正"，好似国家的法制机构。

膻中（亦称心包），包蔽在心脏外面犹如贴近君主的近臣、使臣，表达君主喜乐的意志。

脾胃，能受纳运化水谷五味，供养全身，犹如国家的钱库粮库一般。

大肠，功主传导，使水谷糟粕变化成形而排出，是国家或城市的排污系统。

小肠，受盛化物而有泌别清浊的消化作用，将有益的收纳，将无用的向下传递，是排污系统之前的处理系统。

肾，所藏精气使身强矫健，多智灵巧，主管着经济建设。

三焦，功主通调水道，是国家的水利调度部门。

膀胱，位置最低为全身水液会聚之处，通过气化作用而使小便排出体外，像水库一样可以蓄水、排污、放洪。

❥❥ 五行是核心 ❦❦

五脏是通过什么与五味相对应的呢?

其实,答案已经摆在面前,稍微对中医理论熟悉一些的人就会猜到:五行!

中国古代哲学将人体、自然,乃至宇宙间一切事物均按"木、火、土、金、水"五类物质的特性来进行划分和认识。

▌木曰曲直

木具有生发、条达的特性,古人以树干曲曲直直的向上、向外伸长舒展的生发姿态,来形容具有生长、升发、条达、舒畅等作用或特性的事物及现象。凡具有这类特性的事物或现象,都可归属于"木"。五脏之中肝属木。

▌火曰炎上

火具有炎热、向上的特性,凡具有温热、升腾、昌茂、繁盛作用或特性的事物或现象,均可归属于"火"。五脏之中,心属火。

▌土曰稼穑

稼穑,是指土有播种和收获农作物的作用,引申为土具有生化万物的特性,凡具有生化、承载、受纳作用或特性的事物或现象,均可归属于"土"。五脏之中,脾属土。

金曰从革

从革就是变革的意思，引申为金具有肃杀、清静的特性，凡具有肃杀、潜降、收敛、清洁作用或特性的事物或现象，均可归属于"金"。五脏之中，肺属金。

水曰润下

水具有滋润、寒冷、向下的特性；凡具有寒凉、滋润、向下、静藏等特性或作用的事物或现象，均可归属于"水"。五脏之中，肾属水。

五行理论，使相近性味的谷、果、畜、菜聚成一类，形成五种味道的食物，而又适应和滋养着相对应的五脏。按照这种方法，食物的颜色也可以与五脏对应起来。

五脏	五行	五味	五色
肝	木	酸	青
心	火	苦	赤
脾	土	甘	黄
肺	金	辛	白
肾	水	咸	黑

明白了"合五味"的养生道理，我在生活中就处处留心，让食物的性味、颜色与五脏相宜起来，起到饮食滋养五脏的养生作用。开始，只是自己感兴趣，慢慢揣摩和学习；慢慢地，身边的朋友们也开始热衷起来。

一天，一个做生意的朋友突然打电话来，神神秘秘地说找我帮忙，我以为又是看病或是帮忙联系住院之类的事情，却不想是让我陪他去请客吃饭。原来，他当晚要请几个客户吃饭，算公关吧。他既想吃得有特色，让人家印象深刻，又想气氛热烈，于是就想到了我，想让我帮他点一桌健康养生菜，再烘托出一种和谐气氛，使大家的关系变得融洽。

说实话，我还真没有完成过这样的任务，心中不免有些惴惴不安，但朋友力邀，只好硬着头皮去。一桌人来自不同的城市，有南有北，有国外归来，有居住沿海，口味实难调配，怪不得朋友要我帮忙。我沉了沉气，慢慢讲了起来："中医饮食养生有一个重要的原则：合五味，简单地说有两方面的含义，一方面是指每一餐饭都要有主食、肉类、蔬菜和水果，混合杂食才能使营养摄入均衡，我想这一点今天我们很容易能做到。而另一方面比较难一些，也就是要求食物的味道要适宜人体的脏腑。酸、苦、甘、辛、咸为五味，肝、心、脾、肺、肾为五脏，五味入于五脏，对相应的脏腑起到滋养的作用，我们今天就从这五味点起吧……"

我的一席话，引起了在座的兴致，大家你一言我一语，一边讨论咨询，一边商量菜色，不一会儿一大桌子菜就摆了上来，有酸有甜，有苦有辣，真是五味俱全。而众人中，却唯有我没有点菜，只是做了参谋，大家认为不妥，一定让我补上一个。我想了想，点了一个店家特色的时令拌菜，顺口解释道："别小看这道菜，价格便宜，做法简单，不同档次的餐馆都有，好像非常普通，其实不然，这里面蕴含了五色入五脏的饮食道理。要知道除了五味入于五脏外，食物的颜色也与五脏相应，青、赤、黄、白、黑对应着木、火、土、金、水，以后如果大家不清楚食物的性味，也可以通过颜色来选择，就像我点的这道菜，五色俱全，可以滋养五脏……"

有人说，养生很难，药膳极贵不说，做起来也很麻烦，无法日常享用。却不知，掌握了养生的道理，其实不经意间也可以养生保健，不仅在饭馆里点菜时可以留意做到，有心者甚至在家里煮方便面也可以贴近健康。

不久前到上海出诊，就做了一餐养生方便面。

那是初春的一天傍晚，在门诊工作了一天，又累又饿，正准备和上海的几个同事一起在外面买点吃算了，不想却下起雨来，上海的初春本来就阴冷，加上小雨绵绵，更增寒气。同事提议到他们宿舍自己做碗热汤面吧，这一下子赢得了大家的一致同意。他们多比较年轻，远离家乡到大城市发展、创业，一年中也就有限的时间能和家人团聚，长期在外，在这种天气里一定更加怀念妈妈亲手做的热汤面吧。这个时候，山珍海味也比不了这一碗热气腾腾的汤面，让人心里涌起无限的温暖和期待。

走回宿舍还有一段距离，小雨中大家边走边回味着家乡的"面味儿"，河南的念叨着烩面的量大味重，天津的想象着打卤面的精致调料，江浙的舔着嘴唇，仿佛嫩滑的细面已至唇边……问到我，我说："今天我们吃一碗五色养生面吧！"

真是三句话不离本行，一碗热汤面也能养生？还五色养生面？

其实很简单，汤面里放了这几样东西：木耳、菠菜、西红柿、豌豆、虾皮、竹笋、胡萝卜、山药、香菇，还每人打了一个鸡蛋。

说实话，真是冰箱里有什么就放什么了，不过不失养生的道理。菠菜、豌豆色青，入肝；西红柿、胡萝卜色红，入心；山药、鸡蛋色黄，入脾；虾皮、竹笋色白，入肺；木耳、香菇色黑，入肾，五色俱全，稍加胡椒粉，以辛味发散之性，对抗阴雨带来的寒气。实实在在是一碗五色养生面啊！

好吃吗？

找个机会自己试试看，反正那天我们就差把锅一起吃了……

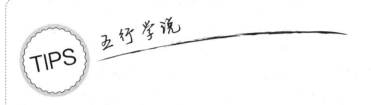

TIPS 五行学说

五行是中国古代哲学的基本范畴之一，是中国上古原始的科学思想。"五"，是木、火、土、金、水五种物质；"行"，四通八达，流行和行用之谓，是行动、运动的古义，即运动变化、运行不息的意思。五行，是指宇宙间一切事物，都归于木、火、土、金、水这五种物质，并由此形成复杂的运动和变化。切不可将五行看作是静态的，而应看作是五种动态的相互作用。五行不仅是物质和运动，不即不离，亦即亦离，是五种物、五种性、五种能力，故称五德。五行学说和阴阳学说一样，从一开始就着眼于事物的矛盾作用，事物的运动和变化。五行的概念，不是表示五种特殊的物质形态，而是代表五种功能属性，"是五种强大的力量不停地循环运动而不是消极无动性的基本（主要的）物质"（英·李约瑟《中国科学技术史》），是自然界客观事物内部阴阳运动变化过程中五种状态的抽象，属于抽象的概念，也是中国古代朴素唯物主义哲学的重要范畴。

五行学说是传统医学理论很重要的构成之一，是每一个中医医生、学者，甚至医家，所必须掌握并熟练运用的理论之一。因为它是中医学认识世界和生命运动的世界观和方法论。中医认为木、火、土、金、水乃至自然界的各种事物都是由阴阳的矛盾运动所产生；中医学的五行不仅仅是指五类事物及其属性，更重要的是它包含了五类事物内部的阴阳矛盾运动。

自然界							五行	人体						
五音	五味	五色	五化	五气	五方	五季		五脏	六腑	五官	形体	情志	五声	变动
角	酸	青	生	风	东	春	木	肝	胆	目	筋	怒	呼	握
徵	苦	赤	长	暑	南	夏	火	心	小肠	舌	脉	喜	笑	忧
宫	甘	黄	化	湿	中	长夏	土	脾	胃	口	肉	思	歌	哕
商	辛	白	收	燥	西	秋	金	肺	大肠	鼻	皮毛	悲	哭	咳
羽	咸	黑	藏	寒	北	冬	水	肾	膀胱	耳	骨	恐	呻	栗

五味不当，亦可伤人

前一阵，我在电视上看到一条新闻，说有一个人特别注重饮食营养，每天都会买回来十几种，甚至几十种蔬菜，炒在一起食用，自认为营养丰富，又说这个做法源自中医"合五味"的杂食理论。

中医的"合五味"并不是简单地把五味放在一起杂食，即使是这样，也要五谷、五菜、五果、五畜合而食之，而不是只把多种蔬菜混合食之。再说了，有必要把十几种，甚至几十种蔬菜放在一起食用吗？这在中医里被称作"目食"，也就是这样的食物是给眼睛准备的，而不是为肚子准备。换句话说，就是做样子看的，没什么实际意义。

另外，每一种食物都有其自己的性与味（这部分内容在后面我会详细讲到），杂食时讲究相宜，食物的性味与五脏要相宜，食物之间也要相互搭配和谐，搭配不当，可能起不到滋养补益脏腑的作用，甚至还有相克相反的有害作用，这与五行生克的规律有关。

不光食物搭配不当有可能引起相克相反的有害作用，某一味食物摄入过多，同样也会对身体造成伤害，这也与五行生克的规律有关。让我们先了解一下这方面的知识吧。

五行的相生规律

这一规律指一事物对另外一事物具有促进、助长和资生的作用。五行相生的次序是：木生火、火生土、土生金、金生水、水生木。

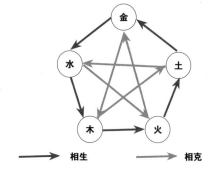

五行的相克规律

这一规律指一事物对另外一事物的生长和功能具有抑制和制约的作用。五行相克的次序是：木克土、土克水、水克火、火克金、金克木。

五行的相乘规律

这一规律指五行中某一行对被克的一行克制太过，包括本身过于强盛，因而造成对被克制的一行克制太过，也包括被克制的一行太过虚弱引起的相对过克。例如，正常克制关系里木应克土，而木过强盛，或土过虚弱，形成木过多地克制了土，就称为木乘土。

五行的相侮规律

侮，这里指"反侮"，是指五行中某一行过于强盛，对原来克制它的一行进行反克制。例如木本受金克，但在木特别强盛时，不仅不受金的克制，反而对金进行反侮，称为木侮金。

相生和相克，是五行间正常的生克制化关系，而相乘和相侮，是五行正常生克制化遭到破坏后出现的不正常相克现象。

那么，五味摄入过多，会伤及哪些脏腑，出现哪些严重问题呢？从一个例子讲起吧。

"盐"可算是生活中最普通、最常用同时也是必不可少的调味品。还记得以前看过好多描述抗战时期的电影，好几部影片中都有雷同的情节：游击队可以靠喝米汤、吃野菜、树皮充饥，几个月吃不到油水也不怕，但是万万不能缺少了盐，没盐吃就会没力气，打不了仗，因此影片里的老乡们都会想尽办法，冒着生命危险把盐或者咸菜给山里的游击队送去……研究证明：每人每天需要6～10g盐才能保持人体心脏的正常活动、维持正常的渗透压及体内酸碱的平衡。盐所带来的咸味，号称"百味之祖（王）"，不仅增加菜肴的滋味，还增进了人的食欲。那么咸味道对人体会不会有什么负面影响呢？

小时候有那么一段时间，我迷上了吃咸菜，北京有几个酱菜园子卖的酱菜非常好吃，特别是六必居的酱黄瓜、甘罗儿、熟疙瘩，可是吃到的时候却有限，眼睁睁地看着咸鲜的咸菜放在冰箱里，一放就是好久，几次我都不依不饶地要性子，为什么明明家里有咸菜，可是却不给我吃呢? 爷爷奶奶想独吞不成? 太小气了吧!

明着吃不行，我偷偷吃总行了吧?

有一天，我跟着爷爷到他的诊室去，送走最后一个治疗中风后遗症的病人后，爷爷问我:"看到刚才那位老爷爷了吗?"

我点点头，不明白爷爷要说什么。

"再偷吃酱菜，以后你就成那样了哟!"爷爷微笑而又语气严肃地对我说。

"啊? !"我睁大眼睛，不会吧……刚才那位老爷爷，不仅坐轮椅，必须由家人搀扶才能行动，而且面部僵硬，眼睛总是瞪着，手也拐在身体一侧不能活动，那感觉，很是可怕……"我才不要变成那样呢!"

"那以后冰箱里的咸菜还偷吃不偷吃啊?"爷爷笑着问。

我连忙说:"再也不吃了! ! !"

时隔多年，当我向爷爷请教饮食养生的问题时，他总是先把我幼时的"馋嘴"经历讲给我听，而后再告诉我其中的道理。

《素问·五脏生成》记载:"多食咸，则脉凝泣而变色。"

从字面上讲意思很简单:咸的吃多了，血脉就会流行不畅而改变颜色。这里的"泣"字，应为"沍"字，是涩的意思。那为什么血脉会流行不畅呢，血脉又会变为什么颜色呢?

咸味入肾，过度食咸则伤肾，水邪盛而乘心火，心在体为脉，其华在色，心伤而血脉凝涩而流行不畅，血行缓慢，血液黏稠而致瘀，瘀血色青或黑，改变了正常红润面色。这与高盐饮食和血瘀证密切相关的现代研究竟然完全吻合!

此外，《素问·五脏生成》还记载:"多食苦，则皮槁而毛拔;多食辛，则筋急而爪枯;多食酸，则肉胝(音知) 胝(音咒) 而唇揭;多食甘，则骨痛而发落。"

苦味入心，多食苦味则伤心，心火乘肺金，肺在体为皮，其华在毛，肺伤则皮肤枯槁而不滋润，毫毛也会发生脱落。

辛味入肺，多食辛味则伤肺，肺金乘肝木，肝在体为筋，其华在爪，肝伤则筋脉拘急，爪甲枯槁。

酸味入肝，多食酸味则伤肝，肝木乘脾土，脾在体为肉，其华在唇，脾伤则肌肤就会出现坚厚皱缩的变化，嘴唇也开裂掀起。

甘味入脾，多食甘味则伤脾，脾土乘肾水，肾在体为骨，其华在发，肾伤则骨节疼痛、头发脱落。

宜清淡

清，对应着油，淡对应着咸和重，过食油腻或口味过咸过重，对脾胃都是伤害。而相对于饮食清淡来说，淡泊名利、清心寡欲的情志"清淡"却更加难了。不过，光有清淡的饮食，没有清淡的心境，又有什么用呢？

❥ 清与油 ❦

从我记事起，就看惯了祖父颏下长长的胡须，那是他在"文化大革命"期间受迫害不能出诊而蓄须铭志留下的纪念。小学时我还以此须为题写过一篇作文，专门写他坚韧为本的治学行医之道。不知不觉间，这缕长须已由花白变成全白，由浓密变得稀疏，而我也由一个稚嫩的毛头小子，变成了使用中医、传授中医、研究中医的中医人。

然而，似乎有一种观念根深蒂固：找中医看病，都愿意找年纪老的大夫。年龄意味着经验嘛，谁让咱们中医是经验医学呢。所以像我这样年轻的中医，往往被人轻视，当然也就练就了一些应对患者这种心理的特殊技巧。

一次应邀到外地讲学，一位在企业里做管理的朋友非要把我介绍给他的领导，说请我这位北京来的专家帮这位领导看看病。我说人家没病看什么，而且也不一定想看，但他非要坚持，说这位领导可是实权派，为集团的发展立下了汗马功劳，这些年疏于调理，加上人到中年，一定多有不适，只是平素工作太忙，加上健康问题不愿示人，也不方便到处咨询就诊。这次是他几经劝说，领导才同意云云……一堆套话下来，我只好恭敬不如从命。

走进宽敞气派的办公室，一眼就看到硕大的老板台上金灿灿的"一帆风顺"和老板台后正起身的明显发福的领导，他满脸堆笑，挪动着将军肚儿迎了上来，随着一句"你好，你好，北京来的中医专家，真是年轻啊……"我明显感觉到了他的些许失望，随即有距离感的常规寒暄，让我觉得这次看病之行已变得有些累赘，但医生的职业特点还是让我飞快地瞄了他一眼，然后脱口而出："您是不是最近腰椎不太好？或者腰部受过伤？"

"神了啊，您怎么知道？还没开始看病啊，也没号脉，您是怎么知道的？"他一脸好奇，口中的"你"也变成了"您"。

"我虽然还没问，但您的耳朵已经告诉我了，在耳朵上的腰椎这个区域有明显的血丝，这是腰部肌肉疼痛、腰椎间盘膨出或突出症的反应，看着您走路的姿态，想必您腰部一定有问题。"

"太准了啊，的确这一年多来，腰椎间盘的问题弄得我好痛苦啊……"

认可了我的耳穴诊断，自然认可了我的医术，经过简单的问诊，我了解到他不仅有腰部的问题，还体倦乏力，食欲不振，头晕气短，大便不规律还偏稀，血压时高时低，偶尔还有半身发麻的现象。我让他把舌头伸出来，只见舌体明显发胖，舌两边有明显的被牙齿压出来的痕迹，舌苔白厚而黏腻……

"您的问题都是'痰'惹的祸！"我总结道。

"痰？！我没感冒，不咳嗽，也不咳痰啊？"他满脸疑惑。

"不是因为感冒引起的痰，而是因为你吃得太油腻啦……"看来不是一两句能解释清楚的，那就让我们慢慢解释吧。

提到痰，大家可能都会像这位领导一样，马上联想到咳嗽咳出的痰，其实不然，民间流传着这样一句俗语："鱼生火，肉生痰，萝卜白菜保平安。"这里的"痰"，是中医学特有的概念"痰饮"中的"痰"。

> 中医认为"痰"是机体水液代谢障碍所形成的产物："痰"得阳气煎熬而成，浓度较大，其质稠黏，形成后，就作为一种致病因素作用于机体，导致脏腑功能失调而引起各种复杂的病理变化。有人说，这不是在形容咳嗽咳出的痰吗？在传统医学中，痰有有形和无形之分：有形的"痰"是指视之可见、触之可及、闻之有声的实质性的痰浊和水饮，如咳嗽出的痰液；无形的"痰"是指由痰引起的特殊症状和体征，只见其症，不见其形，看不到实质，所以叫无形的痰；痰作用于人体，可表现出头晕眼花、心悸气短、胸闷恶心、呕吐，甚至意识昏迷等症状。

还记得范进中举的故事吗？

范进得知自己中了举人后，"把两手拍了一下，笑了一声，道：'噫！好了！我中了！'说着，往后一跤跌倒，牙关咬紧，不省人事。"而后又"爬将起来，拍着手大笑道：'噫！好！我中了！'笑着，不由分说，就往门外飞跑……走出大门不多路，一脚踹在塘里，挣起来，头发都跌散了，两手黄泥，淋淋漓漓一身的水。众人拉他不住，拍着笑着，一直走到集上去了。"

由此可知，在得到中举的消息以前，范进的神志是清醒的，只因得知喜讯后，欢喜太过，痰涌上来，迷了心窍，他的邻居提出建议："让他害怕的人来打他一个嘴巴惊吓他一下，把痰吐出来，就清醒了。"而故事的发展也印证了邻居的分析，在被惊吓以后，他就清醒过来了。

　　大家可能要问了，不是说这位领导为什么体倦乏力、食欲不振嘛，怎么说起范进中举来了？要想弄明白他为什么体倦乏力、食欲不振，就必须先清楚"痰"的概念。"范进中举"这个故事是很典型的"痰浊上扰、蒙蔽清阳"症。中医学认为："痰"的成因有很多种，外感六淫、七情所伤以及饮食都可以生成痰浊。范进就是被"喜、怒、忧、思、悲、恐、惊"七情中的"喜"所伤——过喜伤心，痰形成后，随气升降流行，痰浊上扰，蒙蔽清阳，就会出现范进那样的痰火扰心、心神被蒙而癫狂的病症。

　　　　"痰"致病有三大特点：第一，它是随气流行的。我们知道，气血的运行在人体各处才能防卫外邪侵犯人体，并营养周身。如果机体产生了"痰"，那么它随气而行，正可谓机体内外无所不至，痰本身是重浊、黏滞的，势必阻碍经脉气血的运行，气血运行不畅，人体就会出现肢体麻木、屈伸不利，甚至半身不遂的症状，如果"痰"量较少，仅仅在局部凝结。则形成瘰疬（指发生于颈部、下颌部的淋巴结核）、痰核（指发生在颈项、下颌及四肢等部位的结块，不红不肿，不硬不痛，常以单个出现皮下，肿硬如核大）等疾病。第二，痰是水湿聚集所致，如果凝滞在机体中，还容易阻遏气的出入，由此影响脏腑功能。例如，肺是以清肃为舒适的，如果痰停在肺中，影响肺气出入，则可出现胸闷、咳嗽、喘促等症状；而胃气是以降为和的，痰停留在胃里，使胃失和降，则出现恶心呕吐等症状。第三，痰作为水液代谢失常的病理产物，它的形成就代表了水液代谢出现了问题，而形成痰之后，它又作为一种致病因素反过来影响机体，进一步影响肺、脾、肾的水液代谢功能，如果不加以治疗，任它周而复始，恶性循环，大家可以想象一下会有什么结果：比如会影响肾的功能，可致蒸化无力，从而影响人体水液的输布和排泄，使水液进一步停聚于体内，导致水液代谢障碍更为严重；如果痰湿困脾，可致水湿不运，影响脾胃运化水谷的功能。

　　说到这里，我们就来分析一下本章开篇的病例，这位领导为什么会出现那些不适症状呢？

这是因为，在水液代谢中，肺主宣降，敷布津液，通调水道。清代医家唐宗海称肺为"水之上源"，水液要经肺的宣发作用，如喷泉一般将水液均匀地灌溉到人体，才能濡养五脏六腑、全身肌肉，润泽皮肤。若肺的功能失常，失去了输布水液的能力，身体就不能得到正常的濡养滋润。肾阳主水液蒸化，水液由肺输布全身，滋养人体后，又集聚于肾，在肾的作用之下，被泌别成清者和浊者两部分。清者，通过肾中阳气的蒸腾气化作用，回到肺，由肺再布散周身，以维持体内的正常水液量；而浊者则被化生成尿液排出。脾为后天之本，气血生化之源，主运化水湿，脾胃功能正常，气血旺盛，人体才能有充足的水分濡润。脾胃功能失常，津液生化不足，就像水库没有水源，身体自然得不到滋养；所以只有健脾益气，才能化生津液，通达阳气，才能有充足的津液随阳气散布。三焦为水液运行之道路——看起来肺、肾、脾及三焦与水液代谢关系都很密切，但是其中脾的作用可以说是重中之重，如果脾胃受损，不能正常运化水液，就必然会形成"痰"，中医认为脾为"生痰之源"，这是因为脾运化水湿的功能健旺，既能使体内各组织得到水液的充分濡润，又不致使水湿过多而潴留；反之，一旦脾运化水湿的功能失常，必然导致水液在体内的停滞，而产生水湿、痰饮等病理产物，甚则形成水肿。《素问·至真要大论》中有："诸湿肿满，皆属于脾"，脾虚不运则最易生湿，而湿邪过胜又最易困脾。这位领导当任多年，位高权重，平素应酬颇多，肥甘厚味自不在话下，过多的油脂会损伤脾胃正常的运化功能。脾脏本身对于湿邪有特殊的易感性，摄入过多的油腻食物使得脾的运化负担加重，运化水湿功能受损，水湿为患，称"湿困脾土"，再加上脾气虚弱以后，更加不能正常运化新加入的水液，水湿不断的积聚停滞，这就形成了恶性循环，称"脾虚生湿"，久而久之，势必导致脾胃消化功能受损，摄入的食物不能很好地被消化吸收，而是积滞在脾胃中，于是就会食欲不振了。此外，还可见周身困重、乏力、疲倦、头目不清灵、胸闷腹胀、泄泻、水肿等症状，在外可表现为过敏的症状，如湿疹等。

"痰"与"气"，这些都是中医"看不见摸不着"的概念，但却很有道理。其实从现代科学的角度来分析"痰"的本质也未尝不可。经过研究发现，痰的产生、致病与人体免疫学、细胞学、血液流变学、微量元素的摄入、异常糖类、糖复合物以及脂代谢都有不可分割的关系。"范进中举"这个故事在西医学看来，应该属于精神类疾病。实际上，除精神病外，痰浊与身体免疫、高血压、高血脂、冠心病、脑血管疾病（中风）、癌症、哮喘等现代疾病都有密切关系。这就不难理解这位领导出现血压时高时低的现象了。

拿脑血管意外（包括脑血栓形成、脑梗死、脑出血等）来说，脑血管意外属中医学"中风"的范畴。众所周知，肥胖、饮食不节、情志、劳逸失常是中风病的主要危险因素。肥胖的人容易患中风病，这是因为肥胖之人多痰湿，体内痰湿停聚造成气血运行不畅，影响气行、血行，从而使气血功能失调，经脉不通而导致中风病。饮食过油腻，嗜食肥甘及过量饮酒也是引发中风的重要因素。"大餐"吃得多了，油腻、肉类、过量饮酒都可以影响脾胃运化而生痰、生内热。痰阻经络、热甚生风，最容易引起中风，明代张三锡的《医学准绳六要》明确提出：有中风先兆的人，应"屏除一切膏粱厚味，鹅、肉、面、酒，肥甘生痰动人之物"。

如果仔细观察现在的多发病、常见病，你会发现："痰犯于头""痰迷于心""痰停脾胃""痰滞于肝""痰遏于肠""痰阻胞宫""痰阻咽喉""痰阻经络""痰凝肌膀""痰留皮肤"等这些中医病名皆与西医学中的疾病有明显的对应关系。

"原来，过食油腻的危害有这么大！但我的工作性质决定了我必须经常去应酬，难免多吃油腻，有什么办法可以补救呢？"他诚心问道。

我叹了一口气，说道："中医饮食养生的一个重要原则就是——宜清淡，这里的清对应着油，也就是让我们平素少食油腻，如果你摄入过多，调养之法还有两种，不过补救总比不过预防。"我告诉他的调养之法一是饮食，正所谓'解铃还须系铃人'，注意养成以下的饮食习惯。

▌喝开水

除了减少精制米、面、糖果、甜糕点和油腻食物的摄入外，还要多喝开水，这样可以加快胃肠道的新陈代谢，减轻大量肉类食物和酒对肝脏、脾胃的危害。如果嫌水没有味道，那么喝茶也可以清除胃肠道的油腻，使胃肠道尽快恢复到正常水平。不过如果是刚吃完饭，那么一定要1~2小时后再喝，否则只会加重胃部负担。

吃水果

煎炸或甜点在制作过程中都免不了与油腻"亲密接触"，多吃自然容易伤害脾胃。煎炸食物容易引起脾胃热滞，导致便秘或腹胀；而甜点吃得过多也会导致脾虚生湿，造成虚湿积滞，引发腹泻。对于消化功能失常的人来说，水果相当有效。这里首推橙汁和木瓜，因为它们都有去热滞的作用，因此，你不妨多喝几杯橙汁，或吃木瓜，而且可以用菊花，加点蜜枣泡水喝，既香甜可口，又对肠胃有益。需要注意的是：同喝开水一样，如果刚吃完饭，那么也要等1~2小时后再饮用。

食绿色蔬菜

很多人在面对自己喜欢的饭菜时都吃得很多，或者在长久吃不到"大餐"后猛然"开荤"，以为这样可以补充身体所需的各种营养成分。其实正相反，很多膳食纤维都在你的大鱼大肉中流失了。因此要特别注意膳食纤维的补充，要多吃新鲜蔬菜，少吃肉，以补充足够的纤维素。

进食粗粮

油腻吃多了，主食就要以粗粮为主，多喝粥和汤，比如小米粥、面条汤、疙瘩汤等，不妨配点咸菜。这些汤汤水水都具有良好的"清火"作用，让早已"不堪重负"的脾胃休息调整。常言道"好吃不过饺子"，推荐食用素馅饺子，小麦粉擀出来的饺子皮含有丰富的纤维质，馅又包含多种蔬菜，再加上使用蒸、煮之类的烹调手法，自然不用担心油脂，一举多得。

另外一个调养的方法就是经络按摩，以加强脾胃功能，促进消化，让油腻尽快远离身体！

▍揉中脘

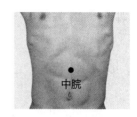

中脘

首先找到胸部正中两乳间膻中穴的位置，用力按下时可以感觉到下面是硬硬的胸骨，继续向下循按，不远处会感觉到胸骨的末端消失，中脘穴就位于这个位置与肚脐中央的中点处，刚好位于人体胃脘部。将掌根置于此，稍用力按下，轻轻揉动5~10分钟，可促进消化、缓解胃胀胃痛症状。

▍通胃经

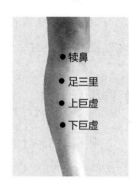

犊鼻
足三里
上巨虚
下巨虚

屈膝，沿髌骨向下循按，可以清晰地摸到胫骨。距胫骨外侧边缘一中指宽处就是足阳明胃经小腿部的循行线。在这条线上，髌骨与髌骨下方的韧带（髌韧带）外侧凹陷内是犊鼻穴，自犊鼻向下约一掌（四指并拢为一掌），即为胃的下合穴足三里，再向下一掌为大肠的下合穴上巨虚，再向下一掌为小肠的下合穴下巨虚。便秘时，按压上巨虚穴多有明显的酸痛或刺痛感。

通胃经，即通畅足阳明胃经小腿部气血，可自犊鼻沿胃经循行线自上而下点按，反复操作10次后换另外一条腿继续点按。遇明显酸痛或刺痛感处，不管是不是穴位所在，均要停留片刻，改点按为先点后揉，即用力点下10~15秒后，稍放松力量揉1分钟，然后再继续沿经脉向下点按。

通胃经，每日治疗次数没有限制，工作之余、茶余饭后，均可自助按揉，有助运化，促进吸收，排毒养颜，延年益寿。

▍点丰隆

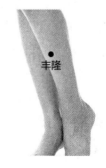

丰隆

取犊鼻至外踝尖的中点，旁开胫骨外侧边缘两中指宽处即是丰隆穴。先用拇指用力点按丰隆约半分钟，使局部出现明显酸胀感，然后稍松力，改点为揉，揉约1分钟，重复点揉8~10次，有空时即可点揉，不拘时间。

淡与咸

根据这位领导的身体情况，我给他开了中药处方，边开边继续讲道："清淡是中医饮食养生的重要原则，清对应着油，那么淡就对应着咸啦。"

饮食清淡，除了少吃油腻以外还应该减少盐分的摄入。对很多中国人来说，一道菜中可以没有酱油，没有味精，但绝不能没有盐。然而，这些看起来"不咸不淡"的问题，正悄悄危害着人们的健康。

2007年的一天，我回到父母家中吃晚饭，发觉菜肴的口味更加清淡了，"妈，您和我爸吃菜的口味什么时候这么淡了？是不是因为我爸得高血压，医生不让吃盐啦？"

"哪儿啊，呵呵，昨天居委会主任来咱家啦，给发了盐勺，"母亲走进厨房，回来时手里多了一个白色塑料小勺子，"这叫'控盐勺'，容量刚好是2g盐。用这个来限制用盐量，每天吃盐多少就准确得多啦。"

近年来心脑血管疾病发病率居高不下，高盐分的饮食可谓是罪魁祸首。中医认为咸味入肾脏，能软坚润下。虽然咸味有它的药用，但同时《素问·五脏生成》指出："多食咸，则脉凝泣而变色。"《素问·五味》也记载："血与咸相得则凝。"这恰恰与高盐饮食和血瘀证密切相关的现代研究完全吻合。

大家都知道，盐是生命活动必不可少的物质之一。它能调节人体细胞和血液渗透压平衡及水盐代谢，可增强体力和食欲，防止痉挛。但摄入盐分过多、吃得过咸，却容易引发高血压，使人缺钙、肥胖。这是因为，食盐（$NaCl$）主要由钠离子（Na^+）和氯离子（Cl^-）构成，过量食盐会使钠离子和氯离子大量增加，过量的钠离子进入体内，首先影响人体的循环系统，同时，由于钠离子与钙离子在人体内互相拮抗，盐的摄入量越多，从尿中排出的钙也就越多，不仅会加重肾脏负担（这也是为什么很多医生要求慢性肾炎病人"禁盐"的原因之一），也使得钙的吸收率降低（所以从某种程度上说，根本不必花钱去购买补钙产品，调整一下口味就能轻松补钙），由于水、钠的潴留，血压便直线上升，长此以往，将诱发心脑血管疾病，并影响水肿的消退。

不单如此，对爱美的女性来说，减肥也许是永远的话题。但当菜肴的味道较咸时，你却会在不知不觉中吃进更多的米饭，体形也就渐渐发生你所不愿看到的变化了。

另外，淡不仅与咸相对应，还与重相对应，即指饮食中的口味过重。喜酸、喜甜、喜辛辣，这都是口味的偏好，无可厚非。但如果过度偏好，就会导致五味中某一味摄入过多，反而伤及五脏。这个道理在上一篇"合五味"中已经做过详细讲解，这里就不再多说了。

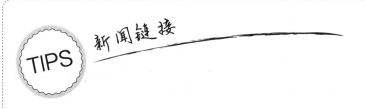

2007年，北京市政府向全市家庭分发了"控盐勺"，其容量刚好是2g盐。经过科学论证后表明，健康成年人每天盐的摄入量不宜超过6g，其中包括通过各种途径（酱油、咸菜、味精等调味品）摄入盐的量。也就是说，每天每个人摄入的食盐量不应超过3小勺。为什么政府会采取这样的行动呢？因为当时的调查显示，北京市居民每天的食盐摄入量高达13.4g，而农村地区为16.5g，均远远超过了推荐的适宜量。虽然各类报刊对盐分摄取过多所造成的危害予以报道、说明，可多数人却为追求口感而将忠告抛诸脑后，每日仍摄取8g乃至10g以上的盐分，而且炒菜所用的盐量，单靠肉眼确实难以控制。

低级含义说饮食，高级含义说情志

"清淡二字其实有两层含义，简单地说是饮食养生原则，少油少盐，您现在的身体营养过剩，缺少运动，导致痰湿郁积，日久会有血压和心脏的问题，应尽量少在外面应酬，多回家吃饭……"我边开处方边继续说到，他认真地听着并思考着。

"而更深层次的含义则说的是情志，中医讲七情致病为内因，情志问题会导致许多疾病。而在情志上，清与淡分别代表着清心寡欲和淡泊名利，说白了就是欲望不要太多，挫折不要看得过重，正所谓'心清水现月，意定天无云'，养心为重"，这句看似简单的话，却让他凝神思索起来，想必很有感触吧。

话是简单，但真正能做到的人很少，我的祖父程莘农院士就是这少数人中的一个。在我幼年的印象里，祖父是一个非常忙碌的人，总是天不亮就起床，每天清晨六点就去诊室给病人看病，往往等到8点钟别的大夫正式上班的时间，他已经给几拨病人看完了病。那时候，他每个上午的门诊量就能达到80多人次。直到我也投身于针灸临床工作后，才深深体会到半天80多人次的门诊量是多么的辛劳，即便对于开药方的大夫，其工作量也是惊人的，更何况是针灸大夫，每天在病床与病床之间的奔波可达到几公里！而回到家的祖父，也不闲着，会客、带学生、看书、看稿和改稿，工作到凌晨两三点钟才休息。

后来，我从父亲的口中才弄明白祖父这样拼命工作的原因。原来和大多数知识分子一样，脾气耿直的祖父在"文化大革命"时期，由于拒不承认自己的"滔天罪行"，作为"牛鬼蛇神"被剥夺了看病、教书的权利，到河南南阳等地接受再教育长达6年多，1973年他回到北京后，生了一场大病，这一病就是3年。面对这样的境遇，祖父并没有埋怨，也没有要求什么。为了挽回"文化大革命"带来的9年的损失，他蓄须铭志，决心靠自己的力量把损失的时间全补回来，所以几十年如一日，坚持每天6点就开始给病人看病。这种习惯和性情也深深影响了父亲和我，成为我们学习和效仿的榜样。

祖父在数十年的从医生涯中，诊治患者数十万人次，累积的病例单摞起来和他的身高差不多，治疗中风、半身不遂、血崩（功能性子宫出血）、慢性咽炎、颜面神经麻痹、偏头痛、三叉神经痛等病症效果尤佳。

例如：曾治疗印度一位纳拉雅南女士，该女士患17年三叉神经痛，她自己开设3个医院，拥有不少国际教授，然而用任何西药都不能止痛，祖父为其针刺20次即完全痛止，惊于祖父的神技，3年后纳拉雅南女士特邀祖父去印度为其训练了12名针灸医师。巴西大使夫人因患急性坐骨神经痛而不能起床，服任何止痛药仍痛不止，遂邀祖父为其治疗，祖父为其针治3次而痛止，下床自如。又治一七八岁小女孩，患时常摇头，并无他症，其母邀医治疗，均无效，而祖父为其连针3次而摇头遂止，并不复发……学校老师、医院同事均惊叹祖父的针灸效果，但他却很谦虚，仍然虚心向别人求教，一针一师，一穴一师，一德一师，不断吸取他人长处，以更好地为患者服务，他对首诊力求精准，治疗力求准确，在他眼里病人永远是第一位的，对于针灸不擅长治疗的病种总是推荐让别的专家治疗。

祖父的病人很多，在我的印象中每次到他门诊处，门口都挤满了病人。然而他的收费却少得可怜，在长达10年的时间里，他作为工程院院士、"文化大革命"前就晋升正高职称的主任医师，却和普通大夫收一样的挂号费和治疗费，有时候病人远道前来求医，生活困难，他就分文不取，颇有医侠之风，大医之范。

当我考入北京中医药大学这所神圣的中医教育殿堂的时候，祖父已被尊称为中医针灸界的学术泰斗，然而他淡泊名利，从不居功自傲，特别告诫我在学校里不要提他的名字，不要提与他的关系，这使我在以高出基础分数线50余分的全校第一高分考上本校研究生时，我的导师耿恩广教授十分惊诧：他与祖父相识多年，竟然不知道我已经在这所大学里学习生活了整整五年！

我能考入导师耿恩广教授的门下，也离不开祖父的谆谆教导。本科的最后一年，我下决心考研究生，当时很自然的一个想法就是报考祖父的研究生，然而他却不同意，理由也很简单：学海无涯，医者要博采众家之长。祖父向我推荐了耿恩广教授，耿老师师从我国著名的针灸学家杨甲三教授，在腧穴定位和临床应用方面有独到的学术见解和临证经验。而另外一个推荐理由，则是因为耿老师人品好，不争名夺利。祖父说了这样一句话："医者，当以患者为本，不求名利。"这句话，后来我的确从导师耿恩广教授身上深深地体会到。在导师的办公室里，挂着一副患者送的中堂，仔细看来却是两句藏了导师名字的诗：恩泽无回报，广播有爱心。这也许正是老一辈中医人的人生准则吧。

祖父一生清贫，却具有清雅高洁的品行和广博深邃的文化底蕴。在养生中，他强调对内在精神的调养，既要注意意志的锻炼、情绪的稳定，又要心胸开朗，清心寡欲，方能减少和防止情志的刺激，从而达到祛病延年长寿的目的。正是这种精神，才使他成为一代针灸大家。

也许有人会说淡泊名利、清心寡欲，这是一种消极的处事态度，是"避世"的心态，一个人如果一辈子庸庸碌碌，什么都不求，又有什么意思？诸葛亮曾说过："君子之行，静以修身，俭以养德。非淡泊无以明志，非宁静无以致远。"可能许多人会说：淡泊表现的只是一种情怀而已。我可以修养身心、不计名利与得失；但是没有名利，没有金钱这类普遍的衡量工具，社会上的其他人又拿什么来评判我生命的意义呢？这样看来，碌碌无为的一生和轰轰烈烈的一生，没有什么不同吧？不如就放低点自我要求，平平淡淡、不争不求的过一辈子算了。其实，要求人们不追名逐利、不贪享安乐。这仅仅是它表面的含义，"淡泊"，是为了培养自己的品性和理想，是为实现宏大抱负服务的，并非胸无大志，不思进取。

春秋时的齐国丞相晏婴，虽然身居高位，却一直住在一处非常简陋的老宅子里，齐景公过意不去，多次要求晏婴迁入新居，都被他谢绝了。最后，齐景公把晏婴以出使晋国为名调出齐国，而后把晏婴的邻居迁走，扩建了新宅。等晏婴回国后，又漂亮又大气的新居已经落成了。谁料，晏婴在谢过景公后，拆了新居，按原来的样子修复了住房，让邻居重新搬回来……

从古至今，"淡泊以明志"的人层出不穷，魏晋时期的"建安七子""先天下之忧而忧，后天下之乐而乐"的范仲淹等。他们不计名利得失，心里装着国家和民生，在实现自己人生价值的同时，也赢得了后人的歌颂、景仰。

"养心莫善于寡欲"。适当抑制自己的欲望，保持淡泊、知足的心态，才能体会出无尽的人生乐趣，否则一旦"过"了，恐怕就不是"乐趣"了。

"清淡"二字，不仅仅是指口味上的清淡，思想上的"清淡"更为重要，清心寡欲、淡泊名利，健康是人生最重要的资本，浮名、权利、钱财都乃身外之物，过度追求反而影响健康，得不偿失。

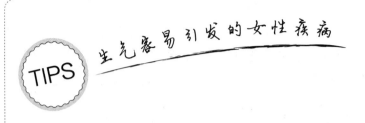

TIPS 生气容易引发的女性疾病

≈月经不调

中医认为，肾为先天之本，但是对于女子的"本"，还有另外一则论述，即"女子以肝为本"，这是因为中医学认为肝藏血而主疏泄，而女子每月有月经来潮，月经的物质基础是血，首先需要一个经血的蓄积过程，这与肝藏血的功能有关，月经的按时排泄又关系到肝的疏泄条达。这就是为什么有的女性心情抑郁低落时肝气郁结而易致月经不调。

有的女子平素性格内向、抑郁，有了不愉快的事情或有一些想法的时候，不能通过向他人倾诉、与他人沟通来排解，从而减轻压力。长期的压抑导致肝气郁结、经脉气机不利，经前出现周期性的乳房胀痛、头痛、失眠、情绪波动易激惹等，甚至出现闭经、崩漏或更年期提早到来。更有甚者可因肝气郁结，发生良、恶性肿瘤等严重后果。

≈乳腺疾病

由于肝经循行布两胁，故肝气不舒、气滞血瘀，经脉运行不畅与乳腺增生、乳腺结节甚至乳腺癌的发生有密切关系。临床可见，中年女性乳房肿块，经前胀痛，经后缓解，伴有心烦急躁、胸胁胀痛、口苦、月经周期不规律、经量减少、血色暗红等症状。

这些症状及疾病的发生都与女性的情绪变化密切相关，都说女人是"感情动物"，女同胞们，当你为一些生活中琐碎的事情生气时，你有想过实际上你是在用别人的错误来惩罚自己吗？如果以前你没有这样想过，那么我在这里呼吁女性朋友们：生气带来的损伤，不仅仅是精神上的，而且会对身体造成伤害，导致疾病的发生，退一步海阔天空，保持一个健康、快乐的心态，维护我们的身心健康吧。

≫ 七情可致病 ≪

七情六欲，人皆有之，感情是一种本能的表现，无论喜、怒、哀、乐，抒发自己感情都起着协调生理活动的作用。如果不能充分疏泄愤怒、悲伤、忧思、焦虑、恐惧等不良情绪，那将对你的身体健康影响很大，甚至会引起疾病。但是，如果情志波动过于持久，过于剧烈，超越了常度，则将引起机体多种功能紊乱而导致疾病。此时的七情，便成了致病因素。中医讲"喜怒忧思悲恐惊"，所谓的七情致病，不单取决于情志本身，更取决于人们对感情的态度和使用感情的方式。

《红楼梦》，相信大家都读过，即便没读过原著，1987版的电视剧《红楼梦》也早已深入人心，曹雪芹笔下的林黛玉有着能让"落花满地鸟惊飞"的美貌，不夸张地说，"沉鱼落雁、闭月羞花"都比她而不及。这样一位绝代佳人，最后却因体弱多病败给薛宝钗，含恨魂归离恨天，不少读者为此扼腕，叹其"命薄"。

还记得黛玉罹患的疾病吗？小说中诊病的大夫说"六脉皆弦，因平日郁结所致"。林黛玉幼时父母双亡，只能住在贾府，寄人篱下。虽然外祖母疼惜她，但贾府之内人与人之间勾心斗角的复杂环境，使她不得一刻安宁，"心高气傲"又不得不面对自己寄人篱下的事实，与宝玉的爱情看似美丽，实则不知能否如愿，随着年龄愈长，她的抑郁也在不断加重，长期处于压抑郁闷的情绪中，导致疾病缠身，身体每况愈下。中医辨证，其病应该属郁证，当抑郁这种情绪出现时，受影响最大的当属肝。在中医理论中，肝主要负责藏血和疏泄。藏血是储存身体的养分，疏泄则是指身体的疏通调节（新陈代谢）功能，我们可以把肝理解为一个物流控制中心，负责管理身体各种物质的流通及运输。既然负责流通和运输，大家也就不难理解肝喜顺畅了，试想，如果你是一个搞物流、运输的人，你会喜欢每天路上都堵车吗？

有人说大家都看得很清楚，黛玉得的是肺病，和肝又有何干？这里就必须要提到五行生克规律了。

按五行生克乘侮规律，金本来是克木，但肝木抑郁，化生为内火，灼烧于肺金，呈木火刑金、木反克金的状态，所以才会出现肺病的咳嗽、咳痰，甚或痰中带血等肺失清肃的病症状，即呈反克（相侮）之势，《难经》称为"逆传"表明其病深重。

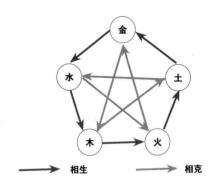

相生　　　　　　相克

七情之中，"怒忧思悲恐惊"六情属恶性刺激，只有"喜"属于良性刺激。它为心志，笑为心声，笑是喜形于外的体现。经常保持喜悦、乐观的情绪，对健康是有好处的。故《儒门事亲》说："喜者少病，百脉舒和故也。"

情绪引发的疾病可急可缓，临床所见因情志剧变导致心阳暴脱而猝死（西医病名：急性心肌梗死），肝阳化风而卒中（西医病名：脑出血、脑血栓、脑梗死），以及暴聋、暴盲、发狂等情况，大多与喜、怒、恐、惊等急性情志刺激有关。也有一部分情志刺激是在保持了很长一段时间后才引发疾病的，如紧张、焦虑、悲伤等，这类情志刺激伤人精气，《素问·汤液醪醴论》说："嗜欲无穷，而忧患不止，精神弛坏，荣泣卫除，故神去之而病不愈也。"持续的忧、思、悲情绪，最容易积久而成疾。

一次，我在接受北京广播电台《午夜收音机》节目的直播采访时，主持人向我讲述了这样一个情况："以前我有一个朋友，父亲去世了，她在差不多一年的时间里，体质很弱，经常感冒，经常生病，是什么原因呢？"

听完他的描述，我说："你刚才提到的是一个特别典型的案例，我们来分析一下，中医认为人体的情绪与脏腑有相互对应的关系。刚才你提的这个病例呢，发病的情况是感冒，而风寒暑湿燥火等外部邪气（我们称之为六淫），伤人时首先侵袭肺脏，或者换句话说，肺脏是人体抵御外邪的第一道屏障。而中医里面讲的肺，它的情志表现是悲和忧，也就是说如果过多担心或者是忧虑，或者是悲伤就会伤及肺脏；你的朋友的父亲去世了，这对她来讲是一个非常大的悲伤，这种过度的悲伤，伤及她的肺的卫外功能，使得邪气容易伤及她的身体，而经常感冒。"

前面的例子讲的是"悲、忧伤肺"，而其他的情绪过激一样可以伤及相应的脏腑。

恐则伤肾

肾这个脏腑是和惊恐联系在一起的，记得古代有这样一个故事。村落中一户人家的小孩儿偷偷到神庙里玩耍，拔了几根神像的胡须回来向妈妈炫耀，妈妈就恶狠狠地吓唬孩子："你这么不听话，冒犯了天神，晚上会有鬼怪来抓你！"小孩子吓坏了，晚上不敢入睡，勉强睡着了，却尿了床，也就是中医里说的遗尿。连续几天，每晚必尿，妈妈就请来了村里的医生，医生了解了事情的来龙去脉后，就对孩子说："你别怕，我也去拔根胡须来，不会有事的。"于是，就走到外面猪圈，拔了几根猪鬃回来，又和孩子一起过了一夜。果然整夜什么也没有发生，孩子相信了，不害怕了，遗尿也就自然好了。

还记得我们小的时候，大家会在一起捉迷藏，但有的小朋友特别害怕被别人抓住，他就躲在一个角落里，等听到别人走来走去，快抓住他的时候，他就特别紧张，一紧张他就想上厕所——当年其他孩子还经常笑话他。但等我后来学了中医，进一步了解了人体，接触了更多的病例以后，我发现其实很多孩子都是这样，这是一种"恐则气下"的表现，就是惊恐、恐惧这样一种情绪会使肾主水、管理膀胱开阖的功能受到影响，小儿的脏腑本来就没有发育完全，所以受到过度惊吓会影响到肾的生理功能。

此外，太紧张也会影响肾脏的功能，我们经常会遇到这种情况，比如考试前经常想上厕所，这是为什么呢？其实，这是肾的功能受到了紧张情绪的影响出现的反应。另外，现代人精神压力大，包括事业、家庭、交友等，各方面的压力使得心中的不安全感尤为明显。要知道，肾还主管生殖和生长发育，精神压力过大，影响了肾的生理功能的正常发挥，使肾中精气受损，使人出现过早衰老的现象，这也许是现代人不孕不育、性功能障碍等病高发的一个重要原因。

怒则伤肝

我有一个病人，她的工作是一个调解员，主要在法庭上调解民事纠纷。每天下午一点钟左右，她要面对双方的当事人，听他们的一些口舌之争，为了能够更好地完成调解工作，她必须充分了解事情的前因后果，必须设身处地地感受当事人的心境，于是一来二去，自己的情绪就往往夹杂在每一件案子当中，情绪波动就很大，经常不自觉地生气发火，时间长了，她的脸色看起来没有了以往的光泽，面部色斑也开始越来越明显，月经不按时报到，工作之余也经常发脾气，甚至影响到家庭和睦。我在给她诊断时认为工作性质是影响她身体的一个重要因素。如何解决这个问题呢?

我采用了耳穴贴敷加心理辅导的治疗方法：首先在特定的耳穴上贴压了一些药籽，并让她回家之后自行按压。主要是疏肝理气，达到舒缓情绪、平复心境的目的。同时，又告诉她："这种治疗的效果非常好，你除了在工作之余按压之外，每天一点钟接触当事人的时候，一看到他们就马上去按压耳穴，如果耳朵有热的感觉了，你今天就不会发怒了"，实际上，我们知道按揉这个穴位是一种机械性压迫刺激，按揉的时间长了，穴位局部会有发热的感觉，而每当她发现有热的感觉的时候，其实就给她一种心理暗示——不会发怒，经过一段时间的调整后，她发脾气的次数越来越少了，身体状况也随之好转。

其实这个事例就和肝这个脏腑相关了。肝的作用是疏泄，可以使得人的气血运行正常，从西医角度来看是具有"排毒"的功能，但从中医角度看，它具有让身体的各个器官、各条经络里面的气血正常运转的功能，这样一个器官在情志方面的表现是怒，"怒则伤肝"，我们说一个经常发怒的人肝火旺，就是这个道理。

喜则伤心

可能很多人并不理解这句话，俗话说笑一笑十年少，难道喜也有问题?

首先，中医上提到的"心"和我们现在解剖当中所提到的"心脏"是两个截然不同的概念，中医里面讲的是一个脏腑，是人体功能的一种集合，它不单具有供应血液的作用，还具有掌控神志的重要作用。中医上讲"心主神志"，即心是一个藏神的地方，一个人最根本的是他的神，我们能够交流，能够生活，都有赖于神在发挥作用，所以一旦心有问题，人的精神问题往往就会显现出来。

有这样一个故事。从前，有一个木匠，他在帮别人盖房子挖掘土的时候发现了一箱金子，看到这个金子后，他哈哈大笑几声后，就神志不清，变成了狂躁症，四处乱跑，招惹四邻，家人四处求医，最后请来了一位医生，医生了解事情的缘由后，拿起金子看了看突然跟他大喊："哎呀，这根本不是金子，只是一堆铜块。"木匠立刻镇定下来："你说什么，这个不是金子吗?"人一下就清醒过来了，虽然这只是个小故事，但我们从中不难看出，过度的喜悦使之心神被扰，出现了精神方面的问题。

其实，由这个故事大家会联想到范进中举的故事，主人公都是由于外源性的刺激后，过于高兴，而出现了神志的问题。当然，每个人都会碰到一些令自己特别兴奋的事情，如果是正常的一种喜悦，是不会影响到我们的生活质量和身体健康的，而且会使我们的生活更加精彩，精神状态更为乐观向上。

作为养生的准则，更重要的是有一个自我调节的意识，就是说遇到一个突然的情况时，我们应该有意识地控制自己的情绪。过喜、过忧、过悲、过恐等情志的表现往往会造成人身体的不适，从而影响了我们的健康。

▎思则伤脾

最后来说说这个脾，小的时候我就经常看到祖父和父亲总对患儿家长们说他们的孩子脾胃不和，所以导致了如何如何不好的情况；还有些家长专门来找祖父和父亲给孩子用中医"捏脊"的方法，改善孩子的脾胃功能，提高抵抗力。可以说，脾胃或者脾很重要，但我们好像并不清楚它对情绪的影响。

其实现在有很多人，特别是工作比较紧张、生活节奏比较快的女性朋友，经常会出现脾虚的情况，如四肢无力、肌肉酸痛、少气懒言等现象，有人说是缺乏营养，但是即使我们调整饮食，补充各种保健品，症状仍不见好转，这是怎么回事呢？

到医院看医生，经过一番仪器设备的检查，结果是一切指标正常。医生说你患上了疲劳综合征，可如何解决呢？从中医角度看，这些都是脾虚的表现。脾主运化，运，即转运输送；化，即消化吸收，指当饮食水谷入于胃中后，脾具有把水谷化为精微物质，并将精微物质转输至全身的生理功能。我们可以形象地理解为传送带，或是身体里面的物流系统。脾的运化功能失常，就意味着我们身体里的物流中心工作效率大大下降，传送带失灵了，本来需要运送到全身各处去的营养物质运不过去，就堆积储存起来，不仅占据了宝贵的空间，阻塞了交通，而且营养不及时加以利用，时间一久就变成了垃圾，变成了对人体有害的东西。另一方面，身体需要营养能量的地方却得不到充足的供应，疲劳感与日俱增，特别典型的一个症状就是餐后困倦，吃完午餐后一定要睡一会儿，不然整个下午都没有精神。面色也由红润变得萎黄，脾五行属土，五色为黄，脾虚气血不足则面色呈现不润泽、无血色的土黄色，人也显得萎靡不振。

脾虚的人其实是很有特点的，就是这类人非常"操心"，他考虑事情太多、记的事情太多，工作压力太大了，思虑过度，使人的营养摄取和代谢功能出现了失衡的现象。脾的运化功能失常，也意味着水液在体内停滞，产生湿邪。湿性重浊黏腻，使身体愈发困重，懒得运动。日久则聚湿生痰，这里的痰不是我们平时咳唾而出的痰，而是指阻滞于人体经脉内的痰邪，它使水谷精微物质的输布更加失常，更加加重了堆积、积聚的现象，于是浮肿、肥胖就相继出现了，这就是为什么有些人吃得很少也会长胖，所谓"喝凉水都长肉"的原因。

在一个人的日常生活过程中，包括疾病的发生和发展过程中，除了身体发生的一些变化之外，情绪或者我们中医叫作情志，发生变化也是非常重要的。中医讲的"七情"一般指的是怒、喜、忧、思、悲、恐、惊七种情绪，七情之外，加之以寒热，称为"九气"。中医认为"百病皆生于气"。气贵在平和，周而复始地循行在身体中，这样就不会致病；如果七情变化，就会影响气的升降出入以及循行，导致气机失调，出现气郁、气滞，影响脏腑形体功能，引发疾病。

这些情绪如果能在正常范围之内宣泄——像我们日常生活中所遇到的朋友之间、家人之间的温馨、喜乐情绪，敌对之间一种不友好、郁闷、生气，或者愤怒的情绪都是很正常的，当我们高兴的时候，我们可能会哈哈大笑，但是不会出现让人觉得非常难以接受的行为，这些都是正常的行为，是不会得病的，但如果发生严重的事情，遭遇突然的情绪刺激或过量的情绪刺激，可能就会使人体患一些潜在的疾病。

七情与气机

七情损伤，使脏腑气机紊乱，血行失常，阴阳失调。不同的情志变化，其气机逆乱的表现也不尽相同。怒则气上，喜则气缓，悲则气消，思则气结，恐则气下，惊则气乱。

≈ 怒则气上

气上，气机上逆之意。怒为肝之志。凡遇事愤懑或事不遂意而产生一时性的激怒，一般不会致病。但如暴怒，则反伤肝，使肝气疏泄太过而上逆为病。肝气上逆，血随气升，可见头晕头痛、面赤耳鸣，甚者呕血或昏厥。肝气横逆，亦可犯脾而致腹胀、飧泄。飧泄又名水谷利，大便呈完谷不化样。若克胃则可出现呃逆、呕吐等。由于肝肾同源，怒不仅伤肝，还能伤肾。肾伤精衰，则出现恐惧、健忘、腰脊软等症。肝为五脏之贼，故肝气疏泄失常可影响各脏腑的生理功能而导致多种病变。

≈ 喜则气缓

气缓，心气弛缓之意。喜为心之志。包括缓和紧张情绪和心气涣散两个方面。在正常情况下，喜能缓和紧张情绪，使心情舒畅，气血和缓，表现为健康的状态。但是喜乐无极，超过正常限度，就可导致心的病变。暴喜伤心，使心气涣散，神不守舍，出现乏力、懈怠、注意力不集中，乃至心悸、失神，甚至狂乱等。

≈ 悲则气消

气消，肺气消耗之意。悲忧为肺之志。悲，是伤感而哀痛的一种情志表现。悲哀太过，往往通过耗伤肺气而涉及心、肝、脾等多脏的病变。如耗伤肺气，使气弱消减，意志消沉。可见气短胸闷、精神萎靡不振和懒惰等。

≈ 悲忧伤肝

肝伤则精神错乱，甚至筋脉挛急、胁肋不舒等。悲哀过度，还可使心气内伤，而致心悸、精神恍惚等。悲忧伤脾则三焦气机滞塞，运化无权，可出现脘腹胀满、四肢痿弱等。

≈ 思则气结

气结，脾气郁结之意。思为脾之志，思考本是人的正常生理活动，若思虑太过，则可导致气结于中，脾气郁结，中焦气滞，水谷不化，而见胃纳呆滞、脘腹痞塞、腹胀便溏，甚至肌肉消瘦等。思发于脾而成于心，思虑太过，不但伤脾，也可伤心血，使心血虚弱，神失所养，而致心悸、怔忡、失眠、健忘、多梦等。

≈恐则气下

气下，精气下陷之意。恐为肾之志。恐，是一种胆怯、惧怕的心理作用。长期恐惧或突然意外惊恐，皆能导致肾气受损，所谓恐伤肾。过于恐怖，则肾气不固，气陷于下，可见二便失禁、精遗骨痿等症。恐惧伤肾，精气不能上奉，则心肺失其濡养，水火升降不交，可见胸满腹胀、心神不安、夜不能寐等症。

≈惊则气乱

气乱是指心气紊乱。心主血，藏神，大惊则心气紊乱，气血失调，出现心悸、失眠、心烦、气短，甚则精神错乱等症状。

注意 惊与恐不同，自知者为恐，不知者为惊。惊能动心，亦可损伤肝胆，使心胆乱，而致神志昏乱，或影响胎儿，造成先天性癫痫。

怎样才能做到情志清淡

　　口味上的清淡这里不再赘述，主要想在这里说明一下如何才能做到情志上的"清淡"。历代养生家把调养精神作为养生长寿之本法、防病治病之良药，《素问·上古天真论》言："精神内守，病安从来？"说明"养生贵乎养神"，不懂得养神之重要，单靠饮食营养、药物滋补，是难以达到健康长寿目的的。

　　由于人的精神活动是在"心神"的主导作用下展开，所以我们首先要知道如何养神。

> 　　养神，最重要莫过于"清静"二字，指思想清静，即心神之静。静与动，是相对而言的，难道我们提倡的静，就是不动吗？当然不是，清静主要是思想专一，排除杂念，不见异思迁、想入非非，专心致志地工作、生活、学习。

　　西医学研究也证实，人在入静后，生命活动中枢的大脑又回复到人的儿童时代的大脑电波慢波状态，也就是人的衰老生化指标得到了"逆转"。社会调查发现，凡经过重大精神挫折、思想打击之后，未得到良好的精神调摄的，多种疾病的发病率都有明显上升，而经常保持思想清静、清心寡欲、心胸豁达、乐观的心态，可以有效地增强抗病能力，减少疾病发生，有益身心健康。

　　很多人抱怨自己没办法"清静"，现代社会竞争压力很大，诱惑很多，你能保证自己不受花花世界的吸引吗？正确的精神调养，必须要先立志，树立起生活的信念，只有对生活充满信心，有目标、有追求的人，才能很好地修身养性，更好地促进身心健康。

　　对于青年朋友来说，理想和信念是健康的精神保障，有了正确的志向，青年才会积极探索生命的价值，寻找生活的真谛；而对于老年人来说，"不服老、不畏老"是健康长寿的精神支柱，重视健身养体，心胸开阔，情绪稳定，热爱生活，发挥"余热"。

在罹患疾病时，正确地认识疾病、摆正心态也是对抗疾病必不可少的要素之一，2008年北京奥运会期间，曾经有这样一篇报道：当美国蛙泳选手艾力克·尚蒂终于为自己锁定了一张奥运会200米蛙泳比赛的入场券时，摆在他眼前的除了有机会首次参加奥运会的欣喜，还有不得不面对的一个残酷事实：6月中旬的时候他被诊断出患有睾丸癌。是接受手术还是参加奥运会？尚蒂选择的是后者。2008年8月13日，小组半决赛结束后，没能进入决赛的他说："能参加奥运会，我就已经得到了一切。就游泳方面来说，我在今天的比赛中创造了个人最好成绩，我做到了，这已经足够了。"

顽强的意志和毅力是战胜疾病的极为重要的力量，现代研究也证明，坚强的意志和信念，能够影响内分泌的变化，如白细胞大幅度升高，改善生理功能，增强抵抗力，有益于健康长寿。

明代龚廷贤著的《寿世保元》中说："积善有功，常存阴德，可以延年。"古代养生家把道德修养视作养生之根，养生和养德是密不可分的。从生理上来讲，道德高尚，光明磊落，性格豁达，心理宁静，有利于神志安定、气血调和、人体生理功能正常而有规律地发挥。现代养生实践证明：注意道德修养、塑造美好的心灵、助人为乐、养成健康高尚的生活情趣，可以使精神获得巨大的满足感，是保证身心健康的重要措施。

竞争，是当代社会的特点之一。长期处在高节奏的竞争环境中，容易产生焦虑、心力疲劳、神经质等心理现象。处理不好就会影响心理健康，有些人在竞争失败后，会产生自卑感，甚至反社会的情绪。俗话说"尺有所短，寸有所长"，所谓的"全才"只存在于人们的想象中。大可不必因为一时的失利而苦恼，丧失信心。我们应在实践中不断总结经验教训，挖掘自己的潜能，扬长避短；也有些人在失败以后产生"酸葡萄"心理，当别人比自己优越时，就对别人的优点表现一种怨恨、不以为然的抵触情绪，这种消极的心理状态会降低人体生理功能、导致身心疾病；因此保证健康的体魄，就必须培养在竞争中保持心理平衡的能力。

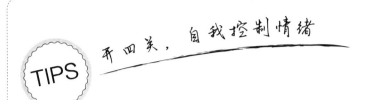

TIPS 开四关，自我控制情绪

四关，指双手虎口处的合谷穴和双脚对应位置处的太冲穴。这四个位置是人体气机通畅的关键位置，按之有助舒畅心情，舒缓抑郁或发怒的情绪。治疗时，用拇指指尖用力点在穴位上，此时食指放在手或足内侧的对应位置上，相对用力，以加强点按力道，使穴区出现明显的酸胀感，甚至向四周放散。每穴点半分钟，然后改为揉法1分钟，揉时力道稍减轻，但也要保持一定向下点压的力量。四穴交替操作至情绪缓和为止，点揉太冲穴不方便时，仅点揉合谷穴亦可缓解症状。

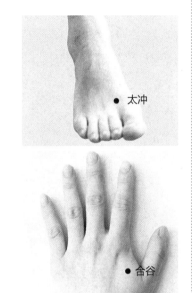

● 太冲

● 合谷

吃暖食

热不灼唇、冷不冰齿，不仅仅是饮食养生的原则，也是为人处世、待人接物的原则；温暖的食物所温暖的不仅仅是脾胃，还有食者的心。

≫ 倒水的学问 ≪

脾胃容易被寒气、湿气困扰，暖食对它最有益，暖可温暖脾胃，增加消化、吸收食物的能力。暖不是烫，也不是凉，食物既不可以烫口，也不能凉胃，以热不灼唇、冷不冰齿为度。

正如祖父所期望的那样，我经过十年的努力，终于拿到了医学博士的学位，成为了名副其实的中医人。

走上了这条路，才知道了路上的艰辛。面对焦急等候的患者，你只能无条件地延长下班时间，认认真真地看完每一个患者，拖着疲惫的身体回家；面对虚心求教的学生，你也只能耐心的一个问题一个问题地讲解，任凭咽喉灼热得像在冒火；而科研工作更是要求严谨细致，那些小白鼠可不怎么听话……

何况学海无涯，一针一师，一药一方，都要在平时注意积累和学习，因此每日回家的时间常不固定。每当这时，父母就会打电话给我，问我几点到家。时间久了，体会到父母的担心，如果可能晚回家，我就会提前给家里打电话说明，可问题是，父母却总是追问具体什么时候到家，这可难坏了我，有很多时候，我不能确定什么时候到家啊！可是他们似乎并不理解，还是每天打电话问，久而久之，我觉得他们这么做很多余。

终于有一天，我没忍住说道："爸爸妈妈，你们能不能不问了啊，我真的不能确定几点到家，事情没办完呢！再说有时候病人多，总要都认真给人家看完才行啊！"

"那你先估计一下告诉我们，然后确定准确时间了再告诉我们一下吧。"母亲和蔼地对我说。

"不好估计啊……"我有点不耐烦了，"万一到时候没回来，你们不是又要担心，再说，晚回来的时候我会打电话的，难道一定要精确到几点几分吗，差不多的时间就可以了吧？"

"你妈是想让你一进家就吃上温暖的饭，不太烫也不太凉……"旁边一直没说话的父亲插道。

一句轻描淡写的话，却一下子深深地触动了我，让我突然想起了儿时奶奶做的午饭，每一顿饭都是那样的幸福。放学回来一进家门就可以感受到那种适宜的温度，就好像婴孩时食物热了妈妈给吹吹，凉了妈妈含在嘴中给暖暖一样……我心里一下子温暖起来。

从那以后，每次不能按时回家，我都尽可能估算出时间，告诉父母。而且，外出办事时我总是尽量地赶时间，希望自己能够不"迟到"，按时回家吃饭。

民以食为天，你可以选择吃简单便捷的快餐，也可以享用豪华的盛宴，但是无论是什么样的餐点，温暖的食物吃在嘴中，暖在心头，表达的，正是掌勺人的心意。

几年前，湖南电视台播出的韩国电视剧《大长今》着实火遍了大江南北，剧中长今使用了很多医学知识。其中有一个剧情不知道大家是否还记得。

长今被分配到韩尚宫处做宫女，韩尚宫用特殊的方法教导她：给师傅倒水喝。第一次，长今倒了一杯凉水，韩尚宫眼皮也不抬，说："再倒一次"；第二次，长今换成温水，韩尚宫的反应依然是："明天继续倒"。接连几天，长今不停地给师傅倒水，从冷到热，再到放入柳树叶子等，绞尽脑汁之后，长今猛然想起母亲在给她喝水前总是先问她：肚子疼不疼？解手了吗？或者嗓子疼不疼？于是这一次长今也怯怯地问了韩尚宫这三个问题。经过询问，长今了解到师傅近日喉咙痛，上火，于是她倒了一碗加入少许盐的温水，让师傅慢慢饮下，以润喉去火。韩尚宫笑了，长今终于给师傅倒了一碗合格的饮用水。

师傅的良苦用心是要让长今明白，凡提供饮食之人首先要有一个正确的心态，要了解吃你提供食物的人的喜好及其当时的身体情况，有针对性地进行食补食疗。

今英和崔尚宫在两次御膳竞赛中，都败给了长今和韩尚宫，论手艺，她们并不比长今和韩尚宫差，其实最终输掉的原因就是她们缺少做食物之人的诚意。

我们都不是掌勺之人，偶尔下下厨也是兴趣使然，也许并不需要多少对待食客的诚意。但是正如妈妈想给我温暖的食物一样，你有没有给你的家人送上温暖的关怀呢？

前阵子看一个电视节目，说的是一家儿女却没有人懂得如何赡养老人。

主持人问大儿子："您对您父亲好吗？"儿子回答："好啊，我从没对我爹红过脸。"主持人又问："没红过脸就证明对父亲好啊？您举个例子，说说您怎么对父亲好啊？"儿子说："我回家，看到我爹在看电视，他看电视的时候就懒得动，不喝水，我就跟他说：'爹，你倒是自己倒水喝啊，难道非得别人说你才喝？'督促他喝水，这对他不好吗？"主持人笑了笑："那您就不能给您父亲倒杯水吗？"

也许，生活中我们都可以给自己的亲人倒杯水，但是你倒的水是温暖的水吗？

一杯水可以映出一颗心。如果倒了一杯凉水，那映出的是一颗冰冷的心；如果倒了一杯开水，那映出的是一颗粗糙的心；如果倒了一杯不冰不烫的温水，那映出的一颗细致而温暖的心。不要求你像长今那样懂得饮食养生的医理，只需根据家人的身体状况送上温度适宜的水，并不忘嘱咐他/她不要喝过凉或过烫的水，这总是件容易的事吧！

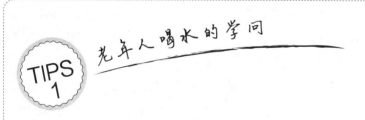

TIPS 1　老年人喝水的学问

日常生活中，许多老年人平时不喜欢喝水，其实这是很不好的。老人喝水其实很有学问，一般来说，每天喝1000~1500ml的温水为宜。由于一次喝水过多会削弱消化功能，因此最好量少而饮水次数多。

为了避免夜尿多而不喝水，影响健康吗？

有些老人为了避免夜尿多，养成了睡前少喝水甚至不喝水的习惯，但这样其实对健康很不利。医学专家在分析心脏病及脑部疾病等老年人的重要死亡原因时发现，一天当中清晨是最容易发生意外的时段。心肌梗死通常是在起床后的两三个小时之内，脑梗死则是在天亮快起床前或刚刚起床后的时间里发生。而这两类疾病的发生都与血液浓缩引起血栓形成、将血管堵塞有关。而老人体内缺水是血液浓缩最直接的原因。

有些老人说："渴了我自然会喝水，可不觉得渴，难道也要喝水？"

确实，老人不渴也要常喝水，特别是夏天，气温高，人体代谢旺盛，能量消耗较大，出汗较多，而老年人体内水分比年轻人要少；加上人到老年，大脑对口渴的反应也较为迟钝，可能身体已经处于脱水状态而不自觉，所以老人在夏天最容易脱水。脱水会使血液黏稠，输向大脑的血液受阻变缓，发生中风的概率自然增高。研究发现，夏季易发生"热中风"，除了气温高的原因外，较低的气压也是诱发因素。

预防这类"中风"，首先是要注意补充水分，"不渴时也常喝水"；有过中风史的病人，其家属要时时注意病人的症状，一般来说，头昏头痛、半身麻木酸软、频频打哈欠等都是中风的预兆，这些症状明显时，一定要去医院就诊，切不可视作一般的感冒或疲劳；防暑降温要适时适中，饮食结构要科学合理，"保驾"药物要有备无患。

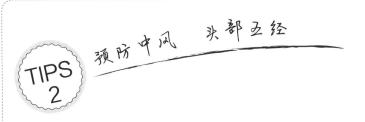

TIPS 2 预防中风 头部五经

五指张开，分别置于前发际督脉、膀胱经、胆经的循行线上（中指位于头部正中的督脉线上，食指和无名指位于头部正中与额角之间内1/3处的膀胱经线上，拇指与小指位于头部正中与额角之间外1/3处的胆经线上）。五指指尖立起，用力点按5~10秒，使点按处出现明显的酸胀感，然后指尖放松，五指垂直向上移动约半厘米的距离，再次用力点按，如此反复点按。自前发际一直点按至后头部颅底，计为1次，共治疗20~30次。治疗时如遇某个部位的疼痛感较为明显，可用力按下后用指点做揉法1分钟，然后再继续如上操作。

一般情况下，可于每日清晨起床后对镜操作，可疏通头部经脉、清头明目、安神醒脑，不仅可以起到预防中风的效果，更可以使头脑清醒，从容应对一天的工作。而在其他时间亦可随时拿拿五经，时间可长可短，可以迅速缓解疲劳，使头脑清醒。

❯❯ 夏季炎炎莫贪凉 ❮❮

　　记忆中儿时的夏天，似乎没有现在这么炎热，那时对于冷饮的热衷，似乎也不仅仅是纳凉解暑的诱惑。

　　记得上小学时，每天中午都要回爷爷奶奶家吃午饭，然后睡一小会儿，再去上学，已成习惯。一年夏初的一段时间，我突然吵吵着不睡午觉就要去上学，奶奶觉得很奇怪，细细问来才知道我是为了去找同学，而去同学家的动力，就是贪念他家冰箱里的冰镇西瓜，那带着冰霜的感觉甚是诱人！

　　奶奶劝不住我，只好把爷爷抬了出来。爷爷的威严吓住了我，也让我知道了"过凉伤人"的道理，虽然我当时似懂非懂，但还是理解了奶奶为什么每天把买回来的西瓜放在自来水中浸泡，而不是放入冰箱，这是为了去其在外的暑气，而又不致过凉伤胃。也正因为这样的幼年教育，我养成了不喝冰水的习惯。

　　如果说当时我似懂非懂、只是对贪凉伤人有一种模糊认识的话，那么大学期间一次跟随父亲门诊时的经历让我对此有了真正的体会。

　　父亲那时已经小有名气，经过多年的经验积累，他研究形成了一套以梅花针叩刺为主结合耳穴贴压治疗青少年近视和儿童弱视的"程氏疗法"。这种方法简便无痛，方便高效，深受患儿家长的喜爱，父亲也因此被亲切地称为"东直门治眼睛的程大夫"，在"眼镜一族"中享有极高的知名度。于是，父亲的病人越来越多，特别是在暑假期间，更是堵满了整个走廊，有时等一两个小时也不为过。于是，正在上大学又值放暑假的我，就理所当然地成了父亲的助手。

　　那一年的夏天，出奇的炎热，加上走廊里都是患儿和家长，使门诊的空气中弥漫着一股燥热的气息，让人心里不免有些烦躁不安。然而走进父亲的诊室，却有一种不一样的感觉扑面而来，桌上一只透明而纤长的玻璃杯里，一缕缕嫩绿的竹叶青，或缓缓上浮，或静止摇摆，伴随着淡淡升起的热气，一股清香飘散于空气之中，让诊室内外好像两个世界，人也自然心平气和起来。

　　然而，当一个初中生模样的小姑娘走进来时，我们却一反常态地紧张起来。只见她双手捂着肚子，面色苍白，表情十分难看，看起来肚子不是一般的疼，这样肯定没办法进行近视眼的治疗。父亲反应很快，一边扶她坐下，一边搭脉诊断，顺口还了解到她因为住得比较近，父母又有事，所以今天是一个人来治疗，在外面等的时候太热就连吃了两根冰棍，喝了一瓶刚从冰柜中拿出来的冷饮，然后就小肚子剧痛，只好求助于医生了。

　　"脾脉滑而略涩，肝脉弦涩，此为经期受寒，寒凝胞宫，引起痛经，去倒杯温开水来……"父亲果断而迅速地说道，父亲凭脉诊判断了她的病情。原来她正在经期，她妈妈真是没有经验，怎么不告诫她经期不能吃冰冷的食物呢，还一下子吃这么多，能不疼嘛。

　　我转身倒水的短暂工夫，父亲已经在她手上的合谷、小腿上的三阴交两穴扎了两针，一番手法过后，她痛苦的面容开始逐渐舒缓，双手也慢慢离开了紧捂着的小腹，呼吸开始均匀起来。

　　合谷穴，我们并不陌生，上一律的结尾部分介绍了"开四关，自我控制情绪"的方法，里面提到了合谷穴为人体气机通畅的关键位置，按之有助舒畅心情，舒缓抑郁或发怒的情绪。

　　正因为合谷穴可以调畅人体气机，所以它是人体上高效的止痛要穴。中医认为，不通则痛，而气行则血行，经脉通畅，疼痛自然缓解。合谷止痛，不仅迅速起效，而且对任何疼痛均有效，包括手术后的神经痛，像是"针灸麻醉"。这种神奇的、采用针灸方法提高痛阈，减少麻醉药用量甚至不依赖麻醉药品而进行手术的方法，正因为美国《纽约时报》记者詹姆斯的报道，才促使了针灸传播到欧美等发达国家，并最终风靡全世界。说了这么远，还是回到主题上来吧，要知道合谷穴就是针灸麻醉的主穴呀！

　　那么三阴交呢？正如其名，此穴是足三阴经的交会穴，而足三阴经就是联系人体肝、脾、肾三个重要脏腑的经脉。

　　前面我们介绍过脾的生理功能，脾主运化，管理着人体的运化功能，把胃肠消化吸收的营养（即气血），包括水分（即津液）运送到全身，可以形象地将脾的功能比喻为人体气血的传送带。运化功能失常，人体各部组织器官就不能充分得到气血的滋润，气血亏虚的症状就出现了。因此，我们将脾称之为人体气血化生的源头，也是我们后天生长发育的根本。此外，脾还对人体的气血有统摄和管理的作用，特别对女性的月经有重要的调节作用，脾统血的功能失常，可导致气血妄行，或经期不规律，或经量过多经期过长，或经间期出血不止。而肝不仅有疏泄的作用，还有藏血的功能，它与肾主生殖和主生长发育的功能一起被称为女人的"先天之本"。可以说，女人的血生化于脾、藏受于肝、施泄于肾，而三阴交一穴通三经，可调肝、脾、肾三脏功能，也就成为调畅女性气血、调经止带的重要穴位。

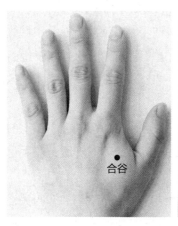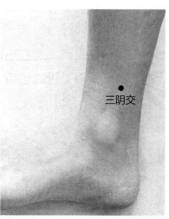

合谷调气，三阴交调血，两穴并用，止痛经立竿见影。有痛经的朋友们可以在隐隐作痛刚刚开始时，就用力点按，可减缓痛势，止痛于三五分钟之内。

回到夏日贪凉的话题吧。

夏季炎炎，酷热难熬，冰棍、冰激凌、刨冰这样的清凉美食既美味，又解渴消暑，是夏季时分的最爱。而近年来，随着全球变暖的影响，在北京气温上的"春"也越来越短，往往春季还没过，室外温度已经赶上夏季了。于是大家吃冷饮的时间也接续扩大，冰棍、冰激凌不再是夏季的专属物，春夏秋冬四季皆可享用，特别是很多女性朋友喜欢在寒风瑟瑟的冬日，温暖的室内，点一道冰激凌火锅，仔细品尝。在这里我要告诉所有女士：贪凉应有度，一时的贪嘴可能对你的身体造成持久而不可弥补的损害。

也许你会说，冬天寒冷，是阳气封藏的季节，少吃冷食避免耗伤人体阳气很容易理解。但照常理而言，夏天是自然界阳气最强盛的季节，最不容易被"寒"所伤，是不是就可以无所节制地吃冷饮呢？事实恰恰相反，夏季是人体新陈代谢最旺盛的时候，同时也是机体阳气最容易受损的时候，如果过多贪恋冷饮，就容易伤害阳气。中医养生学强调夏季"养阳"，就是告诫人们夏季不能过于贪凉，否则可能导致很多疾病。

经期食用冷饮直接导致了寒邪侵入人体，经脉气血无法被阳气温煦，气血被寒气凝结，导致血脉涩滞不通。这就是中医讲的"寒凝血滞，气血不通，不通则痛"，疼痛是寒气侵入人体诱发疾病的重要特征。大部分患有痛经的女性朋友在经期有两个"宝"不离手，一是暖水袋，一是热的红糖姜水。这是因为由寒所引发的痛经，在得到"热"的温煦后，气升血散，气血运行无阻，故疼痛会缓解或减轻，相反，如果痛经时不注意保暖，越冷则越疼。

所以呢，夏季消暑解渴还是以"热"制"热"好，比如喝一些热茶。在生理期饮食宜清淡温和，不可过食生冷和辛辣食物。

这里还需要提示一下，生冷的食物不仅仅只局限于大家所熟悉的冰激凌、冰棍和一些甜品上，还包括未煮熟的食物和凉拌的菜肴，这都应该算在"生冷"之内。大部分食品是不宜生吃的，特别是肉类，需要经过烹调加热后变成熟食食用才好，这样食物更容易被机体消化吸收。

我们经常说，学会造火、使用火是古代人类的一个突破，就是从那时起吃熟食便成为人类的饮食习惯，食物在加工变热的过程中，得到清洁、消毒，除掉一些致病因素。孔子的"脍不厌细"，也是着眼于熟食而言。因此饮食以熟食为主是饮食卫生的重要内容之一，肉类尤须煮烂。《备急千金要方·养性序》说："勿食生肉，伤胃，一切肉惟须煮烂。"这对老年人尤为重要。

"生冷"二字，不仅指未熟的食物和冰凉的食物，还要包括性寒性凉的食物。什么是食物的寒凉性质呢？别着急，这一律的稍后部分就会讲到啦。这里先来看一些时尚的饮食习惯吧。

为了防止过多摄入热量引起发胖，有很多女性朋友会选择性味苦寒的食物用于美容减肥，其实这样对身体一点都不好。女性属阴，本身阳气就弱，体质大都偏于寒凉，如果过量摄入寒凉性的食物，会让你的寒凉加重，彻底变成"冷女人"！

举几个食物和药物的例子。

芦荟： 从保湿防晒、祛斑除皱，到营养肌肤、保持皮肤柔润光泽，甚至防衰老、护发，芦荟几乎是全能的，公元前14世纪，埃及皇后就开始使用芦荟美容，如今更是掀起一股"芦荟热"，芦荟被拿来大做文章。但是生食芦荟是很恐怖的，芦荟性寒味苦而清泻，外用可以治疗烧伤，可见其阴冷程度，体质寒凉的人应该慎用。

金银花：鲜花具有独特的美容护肤作用，花茶美容也是现今一大流行，金银花具有降火气、祛湿气的作用，其所含有的木犀草素，能强力渗透毛孔、抑菌、杀菌，还能防止毛囊皮脂腺导管栓塞，有利于皮脂的正常排出，预防皮脂淤积形成的粉刺。但是金银花味苦，性寒，摄入过量可能引起恶心、呕吐等症状，加重脾胃的不协调。而脾胃虚弱的人，大多会有消化不良、腹胀、腹泻、不思饮食、虚胖、面白偏黄等症状，如果肥胖是由脾胃虚弱不协调引起的，那么还是少用金银花吧。

菊花：菊花也具有美容功效，当中富含的香精油和菊色素能够有效地抑制皮肤黑色素的产生，柔化表皮细胞，去除皮肤的皱纹，使面部皮肤白嫩。菊花茶大概是人们最放心的饮品了，很多人认为各个年龄段的人都可以喝。其实不然，菊花也是属于寒性的药物，体虚的人本身抵抗力就弱，很容易腹泻，还是少喝为好。

决明子：因有明目之功，《神农本草经》将决明子列为上品。因有减肥之功，决明子被现代人热情拥戴。决明子甘、苦、寒，具有降脂、通便、排毒的作用，有报道称坚持服用决明子茶可以起到全身去脂的效果。但对于体质寒凉的女性来说，决明子会引起腹泻、虚寒。尤其虚胖体质的人，千万不要用决明子，它可能会加重你的消化不良，不但不能分解脂肪，更会延长食物在体内存储的时间。让你和减肥之路背道而驰。

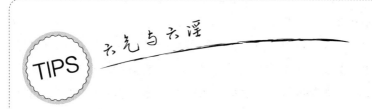

TIPS　六气与六淫

上一律我们介绍了七情致病，这里再讲一讲六淫致病。

讲六淫之前先了解一下什么是六气吧。所谓六气，又称六元，是指风、寒、暑、湿、燥、火六种正常的自然界气候。六气的变化称之为六化。这种正常的气候变化，是万物生长的条件，对于人体是无害的。由于机体在生命活动过程中，通过自身的调节机制产生了一定的适应能力，从而使人体的生理活动与六气的变化相适应。所以，正常的六气一般不易于使人发病。

六淫，又称"六邪"。所谓六淫，则是风、寒、暑、湿、燥、火六种外感病邪的统称。阴阳相移，寒暑更作，气候变化都有一定的规律和限度。如果气候变化异常，六气发生太过或不及，或非其时而有其气（如春天当温而反寒，冬季当凉而反热），以及气候变化过于急骤（如暴寒暴暖），超过了一定的限度，使机体不能与之相适应的时候，就会导致疾病的发生。于是，六气由对人体无害而转化为对人体有害，成为致病因素。能导致机体发生疾病的六气便称之为"六淫"。固然气候变化与疾病的发生有密切关系，但是异常的气候变化，并非使所有的人都能发病。有的人能适应这种异常变化就不发病，而有的人不能适应这种异常变化就发生疾病。同一异常的气候变化，对于前者来说，便是六淫了。反之，气候变化正常，即使在风调雨顺，气候宜人的情况下，也会有人因其适应能力低下而生病。这种正常的六气变化对患病机体来说又是"六淫"了。由此可见，六淫无论是在气候异常还是正常的情况下，都是客观存在的。在这里起决定作用的因素是人们体质的差异、正气的强弱。只有在人体的正气不足、抵抗力下降时，六气才能成为致病因素，侵犯人体而发病。就这一意义来说，六淫是一类因六气变化破坏了人体相对动态平衡，能引起外感病的致病因素。

➤➤ 滚烫入口伤内脏 ◀◀

吃过冷的食物不好，那么，吃过烫的食物好不好呢？

北京的饮食文化由宫廷文化、士大夫文化、平民文化三大部分组成，刨除奢华的宫廷、士大夫文化不谈，平民饮食文化影响了一代又一代的北京人。还记得在我小的时候，一日三餐以粮食为主食，蔬菜以下饭为主，吃肉在平日里是添加油水为要，逢年过节才有鸡鸭鱼肉，但那也是数量有限，有几斤猪肉、一只鸡、一两条鱼，添个气氛喜兴。

随着经济的发展，北京这座古色古香的城市也渐渐与现代的时尚、潮流相结合，穿时装、开名牌跑车、住花园洋房，北京人的生活在逐渐趋向全球化，饮食更不例外。记不清从何时开始，街边的小吃不再以北京小吃为主，各色地方小吃店生意兴隆：广式靓汤、川味火锅、湘味蒸菜，可谓只有想不到的，没有吃不到的。

而说起麻辣烫，可谓无人不知、无人不晓，从它出现在街头巷尾开始，其独特的风味就稳定了它在餐饮业中的一席之地。好吃归好吃，这其中的健康隐患却少有人关心。有人说"麻辣烫"，这个名字起得太好了，三个字就把这道菜的特点勾画出来。我要说，不仅仅是特点被勾画出来，它的隐患恰恰也就在这三个字之中。

▌首先，麻辣。

川菜注重一个麻辣鲜香，花椒、辣椒是必不可少的调味品。花椒果皮含有多种化合物，可除各种肉类的腥膻臭气；也是一味很重要的中药，有温中止痛、杀虫止痒的作用。现代研究还发现，花椒能使血管扩张，起到降低血压的效果。而辣椒的营养比较丰富，尤其是维生素C的含量很高；花椒和辣椒都能促进唾液分泌，增加食欲——这恐怕就是很多人吃麻辣烫时总是觉得胃口大开的原因之一吧！

花椒和辣椒好虽好，但是它们性温热，孕妇、阴虚火旺的人都吃不得；过食会引起体内燥热，而且会剧烈刺激胃肠黏膜，使其高度充血、蠕动加快，引起胃疼、腹痛、腹泻并使肛门烧灼刺疼，诱发胃肠疾病，促使痔疮出血。因此，患食管炎、胃肠炎、胃溃疡以及痔疮的患者，均应少吃或者不吃。

其次，烫。

人们都有这样的经验，有时不小心，突然喝了一口滚热的汤，往往烫得吞咽不下，或者忍耐着咽下去，整个食道都觉得很难受，心里发紧，半天说不出话来。这时候，如果有老人在场，就会赶紧让你吃口饭，或者馒头压一压。这叫"烫心"了，一口热汤当然能烫不到心，但是，吃了滚烫的食物以后，心里确实会非常难受。这是因为人的口腔、食道和胃黏膜一般最高只能耐受50~60℃的温度，生活中不乏喜欢吃"烫嘴"食物的人——这是一种很不科学的饮食习惯，对口腔、食道、胃肠道都无益：太烫的食物会损伤黏膜，除了损害口腔、舌头和咽喉的黏膜外，还可能导致食管黏膜烫伤，引起食道黏膜的增生，这些地方的细胞就容易发生恶性变，引起食道癌；如果食管黏膜受到损伤、形成假膜，脱落后即成为溃疡，这种溃疡愈合后，能形成瘢痕，造成食管狭窄，影响正常的进食——这是食管炎的一种。另外，人的味蕾遇到过热的食物时会受到伤害，这种伤害不仅会使人的味觉减弱，更会降低人的食欲；此外，温度过高的食物，也能破坏消化道中的各种酶，降低它们的作用，人对食物的消化和吸收就会受到直接影响，时间一长则营养不良。

我的这本书是从中医的角度来分析饮食与身体健康的，那么现在我就来讲讲"火（热）"。

虽然我们说火（热）具有炎热特性，旺于夏季，但是火并不像暑那样具有明显的季节性，也不受季节气候的限制。

中医学中的火有生理与病理之分，即正常、非正常，生理之火是正常的，是一种维持人体正常生命活动所必需的阳气，它谧藏于脏腑之内，具有温煦生化作用。这种有益于人体的阳气称之为"少火"，属于正气范畴。

病理之火是不正常的。一般指的是阳太盛，热气升腾，耗散人体正气的病邪。火邪具有燔灼、炎上、耗气伤津、生风动血等特性，易生肿疡和扰乱心神。比如我们出现长口疮、牙疼、咽喉干痛、两眼红赤，以及烂嘴角、流鼻血等症状时，中医就认为是"上火"了。

"上火"是中医学专用名词。中医认为在一定范围内的"火"是必需的，超过正常范围就是邪火。这种非正常得火又分为虚火和实火，正常人体阴阳是平衡的，当由于某些因素而导致阴阳平衡被破坏时，虚实，也就不再平衡。此时对于实火来说阴是正常的，但是阳过亢，这样就显现为实火。另一种情况，阳是正常的，阴偏少，显得阳过亢，这样就显示为虚火。就如同两根长短合适、一模一样的木棍，如果你把其中一根削短或增长，相比而言都会使得另外一根显得过长或者过短，这样就打破了平衡。虚火或者实火，也就产生了。

实证的病势都比较急，病程相对来说比较短，多表现为大热、面色红、口渴口干、小便黄赤、便秘。严重的患者可能由于火热上扰而狂躁、昏迷；而虚火多由于精亏血少，导致阴阳不平衡，机体相对于阴精来说阳气比较亢盛，所谓虚阳上亢所致，虚火导致的病，起病比较缓慢，病程较长，其临床主要特征为手心、脚心自汗不止，午后面颊色红、失眠盗汗、口燥咽干、眩晕、耳鸣等。

判断是上火而非其他病症，可以从致病因素来看，比如你很清楚地知道自己的饮食习惯和生活方式不健康，过食油腻或者辛辣刺激之物，就会直接引发上火；也可以从病情轻重来看，单纯的上火一般症状比较轻，比如单纯的咽痛、牙疼、便秘、痤疮，一般不会有较复杂的症状，而且通过饮食调养，可以有效控制这些症状。

一旦上火，身体的很多部位都会有明显的表现，如胃疼可能是由胃火造成的，但是人们一旦胃疼，第一想到的却是消化不良、溃疡等西医学概念，进而直接服用药物，殊不知，如果在生活方式和饮食习惯上进行适当调整，完全可以避免这些症状的发生，也就没必要服用药物了。同样可能被误会的症状还有：咯血、咳嗽、黄痰是肺火的表现，头晕、头疼，烦躁、失眠、女性乳房胀痛等都可能由肝火引起。

火在肝胆：急躁易怒、抑郁不舒、胁胀乳痛、口苦咽干、左颊痤疮。

火在心肾：心烦意乱、失眠多梦、口舌生疮、舌红尖赤、前额痤疮。

火在脾胃：胃胀不适、打嗝反酸、牙痛目肿、尿黄便秘、鼻周痤疮。

火在肺表：感冒发热、咳嗽咽痒、咽喉肿痛、鼻塞鼻干、右颊痤疮。

温、暑、火、热一样吗？

中医基础理论，向来是中医药大学学生最为基础的必修课，在讲六气之中"火"的时候，经常需要给学生分别讲讲温、暑、热，这些概念都很容易和"火"相混淆，特别需要注意。

温、暑、火、热，这四个字表明的意思看起来差不多。但是其中还是有很大区别的。

≈温与热

温和热都是就引起疾病的原因来讲的，中医叫"病邪"。温，形容的是渐进式的发热，原本常温的物体，经过一段时间，变温，然后再逐渐地"热"，可以说热是温的最终结果，打个比方，炉子上烧着一壶水，水壶烫手但还没有到起火的地步，等水壶里的水烧干了，水壶起火了就是热了，二者仅程度不同，没有本质区别，所以常温热混称。

传统医学中，还有一个温病学派，它所说的温邪，泛指一切温热邪气，连程度上的差别也没有。

≈暑与热

老舍先生在《骆驼祥子》中，曾这样形容夏季的天气，"天上像下了火"。在夏季，热即表现为"火"。"暑"为夏季的主气，也是火热化生的，所以说"暑"也是热邪，只是"暑"只在夏季才有这种说法，而纯属外邪，而火（热）则没有明显的季节性。

≈火与热

中医学认为，火是热的本源，有了火，才会热，热为火在外的表现。火与热，本质都是阳盛，所以往往火热混称。但二者还是有一定区别的。

前面我们说过了，六气是指风、寒、暑、湿、燥、火六种正常的自然界气候。大家注意到了吗？"热"并不在六气之内。这是因为，中医学认为热是邪气，并不算正常的气。但是火，则有正常和非正常之分："火"可以指人体的正气，称之为"少火"；也可以指病邪，称之为"壮火"。

一般来说，热多属于外感，如风热、暑热、温热之类病邪。而火则常自内生，多由脏腑阴阳气血失调所致，如心火上炎、肝火炽盛、胆火横逆之类病变。

⟫ 食物的寒热温凉 ⟪

> 食物有酸、苦、甘、辛、咸五味。

五味最早记载于《吕氏春秋》一书中，书中伊尹向商汤的进言中，即有"调和之事，必以甘酸苦辛咸，先后多少"之说。

伊尹是商初重臣之一，今莘县人。出仕前，曾在"有莘之野"躬耕务农。他知行合一，从烹饪的水、火、味的运用中，他领悟到了法律秩序的重要性；从五味调和的关系中，他领悟到了正确处理社会各阶层矛盾的重要性；从夏朝由盛而衰的过程中，他领悟到了宽以待民、民心所向的重要性。

之所以在这里提到他，不仅是因为他对五味调和有深刻的理解，更因为祖父名字的来历以及走上行医之路，与伊尹也有渊源。

听祖父说，我们程家乃书香世家，世代业儒，从清初到废科举一共出了27名秀才、1名举人。曾祖程序生公为清朝末期最后一次科举的秀才，是私塾先生，门人弟子很多，当时淮阴大多的士绅名流多出自他的门下。对五十得子的曾祖来说，祖父可谓是"麒麟贵子"，因此，祖父6岁时即开始接受文化教育，由曾祖亲自讲授《四书》《五经》等书，并练习书法。10岁时，曾祖守"原为良医"的训言，且认为医能济事活人，亲自教读《医学三字经》《药性赋》《汤头歌诀》《脉诀》《内经》《难经》《本草纲目》《本经疏证》等中医典籍，并给祖父取名"希伊"，希望他能像伊尹一样"不为良相，便为良医"。根据这个名字，一位王姓世伯给他取了号"莘农"（取意"有莘之野"）。若干年后，他们这些美好的愿望都实现了，祖父终成为一个未作良相的名医，成为中国针灸界第一位工程院院士和我国第一届"国医大师"。

如果说五味总结的是食物的滋味，那么食物的性能和效果我们会用四气来代表，又称为"四性"。

四气的寒凉与温热，从阴阳来分，属于两类不同的性质，寒凉为阴，温热属阳，二者作用相反。而温与热，寒与凉之间具有共性，温次于热，凉次于寒，即在共性之中有程度差异。

四气的寒、热、温、凉，是上古医家从食物作用于人体后所发生的反应概括出来的，例如，感受风寒、怕冷发热、流清涕、小便清长、舌苔白，这是寒的症状，这时煮点姜糖水喝，通过发汗，就能消除上列症状，这就说明姜的特性是温热的。如果风寒入内化热，化生痰液，咳嗽不止，高热，面红少华，这是热的症状，用石膏、知母来治疗，可以被治愈，说明石膏、知母的特性是寒凉的。

但是像前面我们所说的盐——其实大青盐就是一味中药——查找药典发现记录如下："盐：味咸，性平。归胃、肾经。能调味和中，益肾润燥。"这个味咸很好理解，性怎么是"平"的呢？

这是因为在长期临床实践过程中，人们发现有一些食物的特性较为平和，或微有偏温、偏凉，就称为"平"性，比如盐、蜂蜜等等。虽然在实际上有寒、热、温、凉、平五气，但习惯仍称为四气。

五味各有作用：甘味食物具有补益和缓解疼痛、痉挛等作用，如蜂蜜、饴糖、桂圆肉、米面食品等；咸味食物具有泻下、软坚散结和补益阴血等作用，如盐、海带、紫菜、海虾、海蟹、海蜇、龟肉；酸（涩）味食物具有敛汗、涩精、止泻、缩小便的作用，如乌梅、山楂、石榴、柿子；辛味食物具有发散、行气、活血等作用，如姜、葱、蒜、辣椒、胡椒；苦味食物具有清热、泻火、燥湿、解毒、降气等作用，如苦瓜、苦杏仁、橘皮、百合等。

四气也各有特性：寒凉性质食物多属于阴性，具有滋阴、清热、泻火、凉血、解毒作用。温热性质食物属于阳性；具有温经、助阳、活血、通络、散寒等作用。

因此，要根据人体的不同状态，选择适合的食物，而过食寒或热也会伤及人体，不可不知。

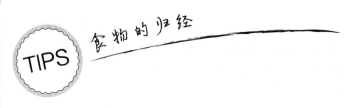

食物的"归经"也是食物性能的一个主要方面，归经显示某种食物对人体某些脏腑、经络、部位等的突出作用，它表明食物的重点选择性。实际上这是古人对食物作用选择性的认识，是食物作用的内在规律。

辛味食物归肺经，用辛味发散性食物（如葱、姜、芫荽等）治疗表证、肺气不宣咳嗽症状。

甘味食物归脾经，用甘味补虚性食物（如红枣、蜂王浆、山药等）治疗贫血、体弱症状。

酸味食物归肝经，用酸味食物（如乌梅、山楂等）治疗肝胆脏腑等方面疾患。

苦味食物归心经，用苦味食物（如苦瓜、绿茶等）治疗心火上炎或移热小肠证。

咸味食物归肾经，用咸味食物（如甲鱼、昆布、海藻等）治疗肝肾不足、消耗性疾患（如甲状腺功能亢进症、糖尿病等疾患）。

饿才吃

你真的饿了吗? 你真的是肚子饿了吗?

养成饮食规律固然重要, 但没有食欲时, 勉强进食, 或过分强食, 脾胃亦会受伤。

❀ 你饿了吗 ❀

还记得小时候，我放学回家，奶奶准会问我："小淘气，今天肚子叫没叫呀？一会儿就吃饭喽。"记忆中饿的感觉并不是那么清晰，可是肚子却确实"咕噜咕噜"叫了。

我问奶奶："肚子为什么会叫呢？"

奶奶说："饿了自然就会叫啦！"

可是我还是想知道为什么，于是跑去问祖父。

祖父慈爱地带着我走到盛了半盆水的水盆前，从旁边的洗衣桶里拿起一件还没洗的脏衣服，放到了水盆中。随后，他用双手揉搓那件衣服，"咕噜咕噜"，不断有气泡从水中涌起，直到衣服全部浸泡在水里，还是会有小泡泡冒出来，只不过响声不那么明显了。

"我们的身体呢，有点像真空的环境，没有气体存在于皮肤肌肉间。"祖父说着捏了捏自己的胳膊，"但是胃却不同呢。胃就像一个中空的口袋，这个口袋开了两个口，一上，一下，上面的口连接到食道、咽喉，吃东西的时候，随着食物一起咽下去的一点点空气就留在胃里了，所以无论什么时候，胃中总存在一定量的液体和气体。液体就是消化液，是为了消化食物存在的。当饿了的时候，胃会收缩，胃中的液体和气体就会随着胃的变形而被挤压，就像刚才我揉搓那件衣服的时候，衣服刚放到水里，不可能一下子浸透，总有一些空气在中间，一揉搓，空气挣扎着从小缝隙中出来，就会发出'咕噜咕噜'的声音。肚子叫也是这样，明白了吗？"

还是小孩子的我，并不能完全理解祖父那个时候的话，但是却牢牢记住了洗衣服的时候水"咕噜咕噜"的响声，后来学习了生理学，我才真正明白了为什么肚子会"叫"，以及人为什么会饿。

人的生理活动所需的能量直接来源于血液中的血糖，血糖来源于小肠等消化器官从食物中获取的营养物质。人饿是因为血液里面的血糖浓度减少，进而产生的正常的生理反应。胃排空的速度与进食的量成正比。如胃中有100ml的食糜，则每分钟排出约5ml，当胃中食糜容量达500ml时，则每分钟可排空15ml。胃中的内容物排空以后，胃就开始收缩。这是一种比较剧烈的收缩，它起自贲门，向幽门的方向蠕动。这种收缩使人感到饥饿，也就是应该进食的一种信号。

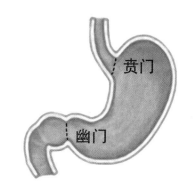

这个时候应该补充食物（也就是吃东西），如果这个时候不及时补充食物，稍微延迟点的话，生理反应会促使分解肝糖原（来自细胞脂肪分解物，由胆汁完成进程）。这个时候人会感觉饿过去了，反而不饿了。简单地说，饿的最直接原因就是人体的血糖浓度降低了。

然而，生活中的饿却没这么简单。通常情况下，我们有三个地方会饿。

第一，我们的眼睛"饿"了

我们经常会听到这样一句俗语"眼大肚子小"，眼睛饿更多不是身体补充能量的需要，而是看到美食，"眼馋"了。此时进食常会导致身体摄入更多的食物，不仅导致营养过剩、肥胖，更容易增加肠胃负担，造成消化不良。然而现在的食物做得太漂亮了，看着就引起食欲，不饿也想去吃，甚至看到美食走不动道儿了。

记得上学时听同班的日本留学生讲过一个真实的故事：一位日本家庭主妇，因酷爱美食，在家闲极无聊时，就自己琢磨如何制作漂亮又好吃的日式点心。几经周折，终于尝试成功，并一发不可收拾，制作了一系列极漂亮的日式点心，受到媒体的追捧。照片一刊登出来，引起巨大轰动，人们争相购买品尝，更有越来越多的主妇前来求教，而这位美食发明者，也因此开办了学校，一度成为名人。无独有偶，在网络盛行的今天，一位侨居海外的华人主妇，也因为出于对美食的兴趣，制作出了许多独特的中式美食，并拍下照片放在博客里，博客点击率一度直逼千万，而她也成为媒体关注的焦点……可见美食真是吸引人眼球啊！

第二，我们的舌头"饿"了

准确地说，是我们"馋"了。面对喜欢的口味，抵挡不住诱惑，不管是不是油腻或辛辣，不管是不是燥热或寒凉，不管是解决了身体的问题还是给身体造成了不必要的负担，也不管是满足了营养的需要还是满足了舌头的欲望，总之是我们"馋"了，是我们的唾液腺不自主地分泌了。于是，一个借口，一个理由，换来一个满足的时刻。

对于都市的定义，人口众多并不能称之为大都市，只有口味众多才能称得上大都市。北京就是这样一个大都市。站在著名的亚运村美食街上，你可以尽享中国任何一个地方的美食，而凌晨三四点钟，你也可以到灯火通明的簋街找到任何一款你喜欢的口味。这还不算什么，还有一种被称为"汇集国际美食"的节目，全球的口味尽在店家"自觉控制餐量，请勿暴饮暴食"的警语的背面。我曾想，如果我是一个美食家的话，舌头永远会喂不饱吧。

第三，才是我们的肚子饿了

反射，条件反射。就像天冷了人会蜷缩身体，天热了会出汗一样，肚子饿了会叫唤着向我们报告，我们就会像动物一样到处觅食，当然文明了之后我们会忍一忍、让一让，甚至会坚强地告诉自己——我在减肥。

其实肚子饿是人神经中枢的一种感觉。我们每天都要吃饭，食物一般经4~5小时从胃中排空。这里需要注意的是，摄入食物的成分会影响排空的时间。如果纯粹是糖类食物，一般2小时左右排空，蛋白质类食物，需3~4小时，而纯脂肪类的食物，需5~6小时。因此，混合食物的排空平均需4~5小时。在睡眠中这一过程会慢一些，这也就是为什么我们会选择一日三餐的道理。

肚子饿了，才是人最基本的需求。而现实情况中，吃饭这件再普通不过的事情却被赋予了越来越多的内容。仔细想一想，我们现在有哪一顿饭是真正为了肚子去吃呢？不是眼睛饿了就是舌头饿了，聚会、应酬、商务会谈、工作餐……

正确的做法是吃下一餐时，摸着自己的肚子，问问它：你真的饿了吗？

如果是眼睛饿了，那就把眼睛闭上！如果是舌头饿了，那舔舔就好！而如果真是肚子饿了，那么不管什么时间就去吃吧！

肚子饿了，但不到三餐的正常进食时间，也要去吃吗？

饮食的规律非常重要，因为规律的饮食会使我们的消化腺养成定时分泌的习惯，这样既节约能量，还给器官一定的休整时间，避免过度疲劳引起罢工。但我们都可能会遇到不规律的时候，或者消化功能旺盛以及低下的时候，要知道生物节律与情绪有很大关系，这个知识我们在前面的七情致病的内容中已经详细介绍过了。

当我们的确不在"饭点儿"，却又真正感觉到肚子饿的时候，我们应该怎么办呢？祖父在一次接受《时尚健康》杂志采访时这样回答："工作忙、用脑过度时，两餐之间有时会感觉到有些饿，我就吃一两块豆腐干或小点心，垫一垫。"注意，不是大吃一顿，而是垫一垫，强调的还是以三餐为主餐，加餐只是垫垫，既然胃发出了要进食的信号，就吃一点嘛，你不能对此不闻不问，不能因为规矩、场合，甚至某些精神因素（比如减肥）的影响而拒绝回应身体的要求。当然也不要一次进食过多，因为还没有到胃正常工作的时间呢，保持三餐的节律性也很重要。

不过，这垫一垫里也有学问呢！

随着社会生活节奏加快，对上班族来说，办公室中的零食有时候确实比正餐重要得多，因为你可能受到考勤、工作性质、工作内容等重重影响，并不能在正常的餐饮时间内满足身体的需要，比如早早上班，但是路上堵车，到了公司时已经来不及去享受早餐了，只能打卡进门；中午因为接一个长途电话，而放弃了午餐或者根本无暇吃饱——这样的情况是不是很频繁呢？你有没有因此而经常在自己的抽屉中、橱柜中存放一些"零食"呢？其实，健康科学地选择办公室零食，恰恰是保持身体健康的基本要求，零食的选择面很广，饼干、面包、蛋糕、汉堡包、苹果、香蕉、橘子，甚至干脆准备一个水果沙拉，还有牛奶、酸奶等奶制品和开心果、花生、腰果等都是不错的选择。

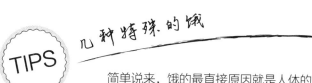

TIPS　几种特殊的饿

简单说来，饿的最直接原因就是人体的血糖浓度降低了。而除了正常的生理消耗外，还存在以下几种病理可能。

≈ 病理性血糖低

有些人经常觉得饿，就算吃了好多东西也不会觉得吃饱了，比较瘦弱，干不了力气活儿，且身体免疫力底下——这种可能是血液本身存在问题，即这类人由于遗传或者其他生理原因导致了血糖浓度根本没办法达到正常水平，由此形成了一种病态的低血糖症状。

≈ 消化功能不良

有些人非常容易饿，刚刚吃完饭，没多久就感觉到自己又饿了，于是又吃。可能其他人会笑话他吃得多，其实这恰恰是消化功能不好的表现。如果我们的消化器官无法正常工作，就不能把食物完全转化为身体所需要的营养物质，从而导致血糖浓度一直不高。这样的人，我建议去做做消化道的检查，找出原因，消除病魔。

≈ 甲状腺功能亢进

简称甲亢。乍一听大家可能觉得这名词很陌生，其实，它还有一个俗名叫"大脖子病"（其实"大脖子"只是甲亢的一种表现，不一定所有的"大脖子"都是甲亢）。一般来说，甲亢的患者会很明显地消瘦（与患病前相比），双眼球向外突出，特别明显的一个改变就是脾气暴躁，"一点就着"。

≈ 肝功能不正常

有些人描述自己饿的时候，会说"觉得饿得心里难受，好像有东西在挠"。这种"烦心的饿"，有可能是肝功能不正常。我们之前说过如果血糖浓度降低时没有及时补充食物，经过一段时间后，生理反应会促使分解肝糖原。如果肝功能出现问题，导致不能做出正确的生理反应分解肝糖原，就无法维持正常的活动，血液中所剩无几的糖原被继续消耗，就造成"心里难受，好像有东西在挠"的生理反应了。

≫ 你吃了吗 ≪

曾几何时,人们见面的第一句问候是:"您吃了吗?"这句话被打上了一个时代的印记,在物质极度匮乏的年代,也许一日三餐真是我们的梦想。

据史料记载,秦汉以前的人一天真的只吃两顿饭,而非一日三餐,这两顿饭的饭量有多少,还要因人而异——这就是由于当时农业不发达,食物有限造成的。而自汉代后,一日两餐逐渐变为三餐或四餐,也有了早、中、晚饭的分称。

而现代的情形又有所不同,看看下面三种情形吧!

情形1:自从小Z升到高三,她的父母发现孩子不愿意回家吃饭了。晚上补课到6点,回到家中已经7点,家里做好了丰盛的菜肴,她却不吃晚饭,说是在课间吃零食就已经吃饱了,回家再吃就撑了。而且太晚吃饭对肠胃也不好,道理一套一套的,父母奇怪了:"难道光吃零食就能取代晚饭了吗?"

情形2:赵老先生一向生活规律,一日三餐,严格遵守"早上吃好,中午吃饱,晚上吃少"的原则,但前不久在年度体检中被查出患有糖尿病,医生让他少吃多餐,多吃几顿饭,老人不乐意了:"一天吃好几顿饭,生活都不规律了,能对健康有好处吗?"

情形3:林女士是某公司的公关经理,因为工作需要,经常频繁地往来于各地之间,三餐不仅不按时,还不按"顿",经常是早上陪客户吃"早茶",中午又陪午餐,下午还要喝"下午茶",晚饭更是花样百出:7点一顿饭局,9点再去K歌,10点还有夜宵……好不丰富。来诊所看病的时候,我问她:"你这样就不怕吃坏了吗?"她很无奈地回答道:"那有什么办法呢。大多数做我这类工作的人都是这样的生活状态,只能尽量注意每餐都少吃吧!"

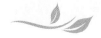

这几种情形有的是工作、学习所迫，有的是疾病治疗的需要，但都不外乎提到一点，就是打破了一日三餐的规律，变成了一日多餐，甚至不成"餐"。

那么这样做究竟好不好呢？

小Z是我在同学所在的医院里碰到的，在急诊病房见到输液的她，同学好笑地说"女孩子都这么喜欢吃零食啊？吃出个胃肠道功能紊乱，肚子疼又腹泻，何苦来哉？"她急忙辩解："我以前是不吃零食的，可是补课的时候，其他的同学都觉得无聊，就提议去吃东西。而且开始吃的时候也没觉得怎样啊，只要回家不吃饭，就不会觉得特别撑，只是后来养成习惯，好像不吃零食就觉得不舒服，而且看到同学都去买，我也不好意思那么'另类啊'。"

赵老先生是我的老患者了，早年他因为膝关节炎症而来门诊进行针灸治疗，效果很好，我们也很熟悉了。谈到少吃多餐的问题，他很高兴地说："虽然我一开始不同意，后来在家人的劝说下，加上自己也找了些书看。糖尿病确实应该少吃多餐，所以还是尝试了一下，现在看来效果不错，几次餐后血糖都只有1个'＋'号，很不错啦！"

林女士则是我的一个朋友介绍来的，就诊时的症状是：易疲劳，特别是餐后，必须要睡觉，否则一点精神没有，注意力也不集中；面色萎黄，嘴唇干白，一点都不红润，眼袋很重，手脚冰凉，月经也不正常，不是量多就是过少，而且有痛经的症状；更令她烦恼的是，明明每餐饮食都很注意控制量，但原本苗条的她还是胖了不少。看着她烦恼的样子，我叮嘱她一定要从饮食上抓起，"难道这些症状都是因为我的饮食造成的？"她非常惊讶地问。

打破了一日三餐的规律变成了一日多餐，确实因人而异，对一些人来讲，是非常好的习惯，而对另外一些人群来说，则是有百害而无一益了。

归根到底，都是脾胃的消化吸收功能在起着至关重要的作用。

零食与饥不择食

先推荐几种零食吧！

≈牛奶

推荐理由：牛奶的乳钙含量丰富，吸收率高。

需要注意：牛奶最好不要空腹喝；另外有腹泻、腹胀习惯，消化不良的患者也不要过量饮用。

≈海苔

推荐理由：海苔所含的多种维生素和矿物质，可防止由于缺乏微量元素、维生素及矿物质所引起的皮肤灰暗、毛发干燥和生长缓慢，并能减少脂肪在体内的存积，还能预防高血压和冠心病。

需要注意：海苔属于海味的一种，也是"发"物，吃的时候一定要限量，不能贪嘴，否则很可能引发上火，喉咙发炎、肿大等问题哟，感冒、自身有"炎症"者尤其不适合服用。

≈豆腐干

推荐理由：高钙、营养均衡，蛋白质、脂肪和碳水化合物搭配合理，基本能达到营养学所要求的标准，是人体不可多得的正餐替代品之一。营养学家提示：如果错过了正餐，吃上一些豆腐干真是解馋又解饿，作为零食吃上20~30g豆腐干，就能补充全天所需钙量的40%。

需要注意：豆制品虽然营养丰富，色香味俱佳，但也并非人人皆宜，患有消化性溃疡、胃炎、痛风、肾炎、肾功能衰竭和肾脏透析的都应该慎吃或禁吃豆制品。

≈牛肉干

推荐理由：牛肉干富含蛋白质，有一些血红素铁，同时，锌、硒和各种B族维生素含量也比较高，能补脾胃、强筋骨兼补益气血。而相比小包装酱牛肉，牛肉干含水分和盐分更少些。

需要注意：肉制品还是限量吃为妙。

≈果蔬干

推荐理由：吃起来非常方便，口感好，种类多样。

需要注意：菠萝干、香蕉干含糖分都很高，要少吃；苹果干等一些糖分较低的果蔬干比较适合食用。此外，其实还是吃新鲜水果最好。

≈水果、蔬菜

需要注意：水果、蔬菜的好处自然不必多讲，但是准备一日所需的新鲜果蔬，还要本着适量的原则，建议每日大约摄取250g左右，过量则有悖养生之道。

≈燕麦片

推荐理由：麦片能提供来自复合碳水化合物的能量，还能带来可溶性或不可溶性膳食纤维，能平衡一日营养结构。

需要注意：即冲即溶的燕麦片可以当主食，所以不妨多准备一些吧！

饿的时候吃点零食没有问题，但是如果抓到什么吃什么、急于填饱肚子对健康是非常有害的，因为有些食物是不宜空腹食用的，否则会给你的健康埋下隐患，如以下几种。

≈柿子

含有较多的果胶、单宁酸，上述物质与胃酸发生化学反应生成难以溶解的凝胶块，易形成胃结石。

≈冷饮

空腹状态下暴饮各种冷冻食品，会刺激胃肠发生痉挛，久之将导致各种酶促化学反应失调，诱发肠胃疾病。在女性月经期间还会使月经发生紊乱。

≈香蕉

香蕉中有较多的镁元素，空腹吃香蕉会使人体中的镁骤然升高而破坏人体血液中的镁钙平衡，对心血管产生抑制作用，不利于身体健康。

≈山楂

含有大量的有机酸、果酸、山楂酸、枸橼酸等，空腹食用，会使胃酸猛增，对胃黏膜造成不良刺激，使胃胀满、嗳气、吐酸水。

≈牛奶

牛奶中含有大量的蛋白质，空腹饮用，蛋白质将"被迫"转化为热能消耗掉，起不到营养滋补作用。正确的饮用方法是与点心、面饼等含面粉的食品同食，或餐后两小时再喝，或睡前喝均可。

≈糖

糖是一种极易消化吸收的食品，空腹大量吃糖，人体短时间内不能分泌足够的胰岛素来维持血糖的正常值，使血液中的血糖骤然升高，容易导致眼疾。而且糖属酸性食品，空腹吃糖还会破坏机体内的酸碱平衡和各种微生物的平衡，对健康不利。

≈酸奶

空腹饮用酸奶，会使酸奶的保健作用减弱，而饭后两小时饮用，或睡前喝，既有滋补保健、促进消化作用，又有排气通便作用。

≈白薯

白薯中含有单宁和胶质，会刺激胃壁分泌更多胃酸，引起胃中灼热等不适感。

≈西红柿

含有较多的果胶、单宁酸，这些物质与胃酸发生化学反应生成难以溶解的凝胶块，易形成胃结石。

≈橘子

橘子中含有大量的有机酸、果酸、山楂酸、枸橼酸等，空腹食用，会使胃酸猛增，对胃黏膜造成不良刺激，使胃胀满、嗳气、吐酸水。

≈豆浆

豆浆中含有大量的蛋白质，空腹饮用，蛋白质将"被迫"转化为热能消耗掉，起不到营养滋补作用。正确的饮用方法是与点心、面饼等含面粉的食品同食，或餐后两小时再喝，或睡前喝均可。

» 饿瘦不如"补"瘦 «

现在，让我们回答林女士的问题吧。

回忆一下，林女士就诊时的症状是：易疲劳，特别是餐后，必须要睡觉，否则一点精神没有，注意力也不集中；面色萎黄，嘴唇干白，一点都不红润，眼袋很重，手脚冰凉，月经也不正常，不是量多就是过少，而且有痛经的症状；更烦恼的是，明明每餐饮食都很注意控制量，但原本苗条的她还是胖了不少。

这是一个典型的脾气虚弱（脾的功能下降）的例子。看到这里，也许大家会问，林女士不是说自己最近胖起来了吗？胖应该是"营养过剩"，又怎么会"脾胃虚弱"呢？

还是让我们从脾的生理功能讲起吧……

在中医学中，脾最主要的一个生理作用就是：主运化。运，即转运输送；化，即消化吸收。脾主运化，指当饮食水谷入于胃中后，脾具有把水谷化为精微，并将精微物质转输至全身的生理功能。我们可以形象地理解为传送带，或是身体里面的物流系统。

既然称为水谷，水指液体的部分，谷指固态的部分，按所指不同，脾主运化的功能可分为两个方面。

第一方面是指对固态饮食物的运化，即对饮食物的消化和吸收。饮食入胃后，对饮食物的消化和吸收，实际上是在胃和小肠内进行的。但必须依赖于脾的运化功能，才能将水谷化为精微。同样，也有赖于脾的转输和散精的功能，才能把水谷精微"灌溉四旁"和布散至全身。也就是说，营养物质是否能化生精、气、血、津液，是否能被人体所利用，全赖于脾的转输和散精功能。脾的运化功能旺盛，才能使脏腑、经络、四肢百骸，以及筋肉皮毛等组织得到充分的营养。

第二个方面是指对水液的运化，也被称作"运化水湿"，是指对水液的吸收、转输和布散作用，是脾主运化的一个组成部分，在前面的章节我们已经讲过了，所以这里不再详细描述，简单地说就是吸引水谷精微中多余的水分，并及时地把它们转输至肺和肾，通过肺、肾的气化功能，化为汗和尿排出体外。

脾的运化功能失常，就意味着我们身体里的物流中心工作效率大大下降，传送带失灵了。本来需要运送到全身各处去的营养物质运不出去，身体需要营养的地方得不到营养，就会越来越疲倦无力，而营养物质却在仓库中堆积储存得越来越多，占据了宝贵的空间，使体型肥胖，久之进而阻塞了经络的通畅，更加影响了脾的运化功能，使之进一步下降并形成恶性循环。而脾不仅运化水谷，还要运化水湿，体内的水液吸收、转输和布散失常，日久则聚湿生痰，湿痰之性重浊黏腻，再进一步加重了身体的困倦症状，甚至在胖的基础上出现了肿，至少虚胖出现了。

林女士由于进餐频次太多，打乱了脾胃正常的生物节律，给脾胃过多不必要的负担，造成了脾胃功能失常。脾的运化功能一下降，午餐后的疲劳感不可抑制地袭来，体型也一发不可收拾得胖了起来。脾五行属土，五色为黄，脾虚气血不足则面色呈现不润泽、无血色的土黄色，人也显得萎靡不振。而脾除了主管运化之外，还统摄气血，脾虚则统摄无力，气血妄行，月经也自然时多时少不规律了。

林女士不是很注意控制食量吗？难道脾虚时再怎么控制饮食也无法成功减肥了吗？

95%的肥胖患者，都是单纯性肥胖——即当人体进食热量多于消耗热量时，多余热量以脂肪形式储存于体内，其量超过正常生理需要量，且达一定值时遂演变为肥胖症。当然，这是书本上的解释。如果我们简单来说，肥胖就是吃得太多，而消耗得太少。

然而，我们忽略了一个重要的中间环节，就是摄入与消耗之间的中间环节，也就是中医里脾的运化功能。

中间环节出现障碍，脾的运化功能失常，也意味着水液在体内停滞，产生痰湿。湿性重浊黏腻，使身体愈发困重，懒得运动。日久则聚湿生痰，这里的痰不是我们平时咳唾而出的痰，而是指阻滞于人体经脉内的痰邪，它使水谷精微物质的输布更加失常，更加加重了堆积、积聚的现象，于是浮肿、肥胖就相继出现了，这就是为什么有些人吃得很少也会长胖，所谓喝凉水都长肉的原因。

喝凉水都长肉，还有另外一层含义。

脾的运化功能喜温恶凉，得温则运，遇凉而伤，经常进食生冷食物，易伤脾阳，阳指的就是脾的运化功能，运化功能下降，自然导致营养、水液运输与分布障碍，导致消耗的减少，引发肥胖。脾胃为后天之本，气血生化之源，不仅仅是肥胖，"百病皆由脾胃衰而生"，养生防病，以健护脾胃为先。脾在志为思，除了生冷伤脾外，思虑过度，亦可伤脾。所以，吃暖食、喝温水、慎思虑，不失为重要的健脾护脾养生方法。

脾的运化功能健康正常，在中医里称为"脾之健运"，而让脾的运化功能变得更加健康正常，则称为"健脾或补脾"，只有让这个摄入与消耗的中间关键环节健康正常了，人体才能保持正常的体形。脾气充足、功能健运，可使人面部除去水肿而轮廓清晰，肤色白里透红，全身赘肉逐渐消失。所以减肥之功不一定是饿出来，却一定要"健"出来、"补"出来。

这就是饿瘦不如"补"瘦的道理。

脾虚怎么办？

≈ 理大包

脾失健运，人易疲劳，振奋脾气，当理大包。

大包穴是足太阴脾经的终止穴位，又称脾之大络，在腋窝直下约两拳的位置上，位于我们身体的侧面。

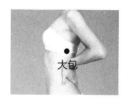

大包

理大包时，将两手握拳，拳头正面顶在腋窝下大包穴上，轻轻用力在穴位及穴区附近旋转按揉，同时吸气挺胸、向后收缩两肩，并尽量向后仰头。操作十几秒钟后，放松几秒钟，再重复操作5~8次，可以迅速缓解疲劳，解除困倦，餐后犯困的人不妨试试。

➤➤ 美丽不是"饿"出来的 ◀◀

除了肥胖外，脾的功能健运还可以解决许多美的问题。

其一，打造鲜活"可人儿"

脾主肌肉四肢，脾气足则肌肉丰润，鲜活"可人儿"。脾胃为气血生化之源，全身肌肉，都需要依靠脾胃所运化的水谷精微来营养，有的人并不漂亮，但仍然可人，这是因为脾气足，人体肌肉中的气血是通畅的，故肌肉丰润而富有弹性。而脾气虚者，面部肌肉呆板，严重者萎缩，全身肌肉酸懒乏力。

其二，唇红齿白不是梦

涂抹口红遮盖暗淡缺乏光泽红润的嘴唇，这已是现代美女必备的技术之一。其实只要调好了脾，就可以使嘴唇自然红润；这是因为"脾开窍于口，其荣在唇；脾气通于口，脾足能知五谷。"——脾气足者嘴唇红润，呼出的气无异味，吃五谷杂粮能品出其中的香味。怎么样？远离化学美容品吧，健脾美容才健康自然。

其三，对抗浮肿消眼袋

脾的运化功能失常，是许多人眼袋越来越明显、用什么化妆品也解决不了问题的根本原因。因为出现眼袋的下眼睑这个部位正好是足阳明胃经起始的部位，脾的运化功能一下降，胃中的水液就开始停滞于此了。

其四，皮肤光洁经血调

脾主统血。统，是统摄、控制的意思，即脾有统摄血在经脉之中流行、防止血溢出脉外的功能。这个作用靠的就是气的固摄作用。脾的运化功能健旺，则气血充盈，气的固摄作用也较健全。脾虚时，气血生化无源，气血亏虚，气的固摄功能减退，会出现脾不统血的症状，轻者皮下出血形成瘀斑，影响皮肤的美观，而重者则出现鼻出血、便血、尿血、月经不调、功能性子宫出血等问题。

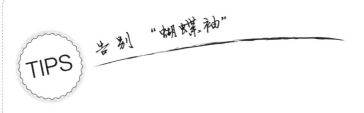

TIPS 告别"蝴蝶袖"

久坐办公室的女性或者男性朋友，最容易胖起来的地方就是腰臀部，这也成为一大"卖点"——"瘦腰"成为许多减肥产品的广告语，可是注意了腰臀部的修饰，消除了小肚腩，还是有一些地方的赘肉没办法去除，比如"蝴蝶袖"。

蝴蝶袖，原指一种法式浪漫柔美的服装设计风格，两袖宽松自然垂降，举手投足间双袖随风飘逸，像是蝴蝶优雅展翅的模样，后来却被譬喻成上臂后方松垮下垂的一片肌肉，优雅指数瞬间降为零：明明穿的是无袖上衣，松垮的双臂却尴尬地像蝴蝶展翅，衣柜里美美的无袖、短袖上衣毫无用武之地。

教给大家告别"蝴蝶袖"的按摩方法，简单、绿色，每天只需花费10分钟就可以达到效果哦！

按摩方法：

（1）以手掌包住肩头，做环绕摩擦动作，反复数次。

（2）由耳后起，沿发根至肩再到肘，以指腹做螺旋形按揉。

（3）推擦上肢内外侧：右手指掌自上而下推擦左上肢内侧20次，再自上而下推擦左上肢外侧20次，然后，用左手指掌自上而下推擦右上肢内外侧，也分别推擦20次。

每晚睡前一遍，每次自我按摩10分钟以上。需注意饭后1小时内不宜按摩。

蝴蝶袖正好位于肱三头肌的位置，因为肌肉面积大、利用机会少，若非特别加强练习，即使是天生丽质的瘦美眉也会常为蝴蝶袖所苦。肱三头肌、肱二头肌和肩胛骨连成一个系统，针对肱三头肌做训练，可以带动整个上臂、肩膀和背部，除去赘肉，使颈肩部及上臂更为舒展、光华、结实。

另外，可以在上臂相关经络和腧穴上作按摩手法，具体穴位如肺经的天府、侠白，大肠经的臂臑、手五里，心经的青灵，心包经的天泉，三焦经的臑会、清冷渊等，过于准确的穴位是非专业按摩者难以达到的，但如果掌握了这些穴位准确的位置，并将手法保健坚持进行，可使肩部及上肢皮肤光洁揉润，告别蝴蝶袖。

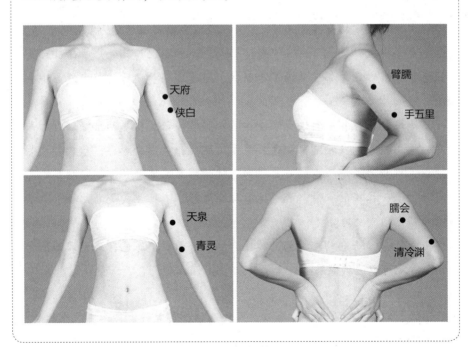

讲卫生

我们只顾着要求做饭菜的人要注意卫生，却忽略了自己
吃饭时的心境，是专心于食物，还是忙乱于其他。用心
去体会，简单的食物也可以带给你美味、营养和享受，
也许这正是食物要告诉你的，食物也有性格，需要你用
心来倾听，也需要你用心来搭配。

❯❯ 专心于饮食本身 ❮❮

祖父在我眼中一直是一个极严厉的人，甚至有时会严厉得不尽情理，以致成年之后我还总有些怕他。当然他的告诫和教导也就深深地印在了我的心中，影响着我的一生。

去年春节，在江苏老家工作的叔叔婶婶全家来京过节，这是一次难得的全家团聚的机会。因为人多，家中做饭不方便，于是决定到饭店聚餐。说实话，祖父和我们在一起外出吃饭的机会并不多，多数时候，他总是坚持自己在家吃粗茶淡饭，所以大家对于在外就餐有种久违的感觉，情绪一下子高涨了不少。

叔叔与父亲一样，也是自幼学习中医，并在年轻时回到江苏老家，在当地拜师求教，至今也小有名气，被聘为一家医院的院长。而且叔叔见多识广，口才极佳，只要他来我都虚心求教，每次都获益匪浅。这次也不例外，我边吃边不失时机地问这问那，甚至开始探讨起中医发展、医院管理、科研设计等问题来。突然，祖父一声断喝："你这是吃饭还是开会呢？要开会去会议室去！"整个包间一下子安静下来了。

> "吃饭就是吃饭，不要把吃饭当成摆设，饭桌上谈的那些公事在会议室里谈不是更合适吗？吃饭的时候是一个人最放松的时候，这个时候谈公事，第一影响食欲，同时也影响了情绪，作为一个医生，你们难道不知道其中厉害？"一番语重心长的话说得我脸红到了耳根。

的确，现在吃饭被赋予了太多含义，仔细想来，现在的人们有几顿饭是真正为了吃饭而吃的呢？

早餐，是一日三餐中的黄金，都说早餐要吃好，可为了赶时间，在车里随便吃两口，或是到了公司楼下买点上去边工作边吃的大有人在。记得一次去桂林出差，在当地任医药研究所所长的同学接待了我，特意领我一大早去吃当地的特色早餐——米粉。围坐在街边小店的小方桌旁，看着灶间里的炊烟一缕缕升起，弥漫在清晨的雾气里，闻着柴草燃烧后的微微焦炭味道，喝着暖胃暖心的米粥，不禁让我一下子想起了幼年时的清晨，奶奶拉着我的小手，穿过江苏老家石板铺就的街弄，去吃一碗家乡风味的菜面的动人画面。悠闲的心境，让早餐变得如此让人期待，而在纷繁的大都市里，早餐渐渐变成了维持身体健康而一定要有的形式，而它的内容也早已变得枯燥乏味。

午餐，这是一日三餐中的白银。都说午餐要吃饱，可为了提高工作效率，领导请员工边吃边谈心，销售约客户边吃边填单，更有甚者，三明治配咖啡，边工作边对付一顿，脑子里还幻想着萝卜就凉茶的神奇功效。而对那些想利用中午这点自由时间休息或者娱乐一下的人来说，吃一顿午餐，就像打一场抢购战，大家都在那个时间冲出房间，比就比谁手脚快，比就比谁眼睛尖，抢到食物再抢座位，抢到了座位吃的时候也不踏实，后面几双紧盯的眼睛，让你不得不速战速决。反正饱了，反正又完成了一项任务，却不管吃的那些被冠以"营养工作餐"等各类名号的食物里到底给你的是健康还是伤害。一想到这种情形，最令我向往的是一个朋友向我描述的一种生存状态：开一家书吧，房间一定要复式，一层用来经营，二层小小的阁楼就好，却一定要有朝向好的大飘窗，中午时间，翻过"正在营业"的牌子，坐在二层飘窗的阳光里，一杯清茶，一餐淡饭，一种心情。如诗如画般的情景从她的眼神里飘到我的心中，却如七彩闪光的肥皂泡一样，破灭在现实的嘈杂里，令人懊恼。

晚餐，一日三餐最后的节目，据说要吃少，可那是聚会、约会、会餐、请客、应酬的大好时间，生日party、烛光晚餐、野外烧烤、自助海鲜、会议招待、答谢宴会……名目繁多，数不胜数。于是有人挑三拣四，选没吃过的、档次高的、重要的参加，于是又有人朝三暮四、走马灯似的赶场，于是还有人白三红四，推杯换盏只为一个面子，于是，晚餐吃少的养生警语早就被抛到了九霄云外，留下的只有啤酒肚、脂肪肝、高血压……忙碌的我们，清醒的时候会突然发现，已经许久没有和家人一起享受下厨时的乐趣、吃饭时的温馨了，甚至连洗碗时的推诿也慢慢不习惯起来。当我们远离了本该有的生活节律，正常的脾胃功能也就远离了我们。

如果吃饭不再是吃饭，而是一项任务、一种形式，甚至成为一种负担，饭桌变成了会议桌、谈判桌、工作台，那么我们的人生还有什么乐趣可言呢？食物又怎能带给我们原本应该得到的享受呢？

家庭聚会的气氛并没有因祖父的教训受到影响，也许是因为我们习惯了祖父的直脾气，也许是因为我们都是医生，而且都是中医，能够理解他话中的真正含义吧。

走出餐厅，叔叔和我走在后面，他笑道："你爷爷又训你了，这让我想起了你小时候因吃饭被罚站的情形……"

叔叔一提，幼年时的事情一下子清晰地浮在了我的眼前：那时我和爷爷奶奶生活在一起，严厉的爷爷发现我哪里做得不对，就施以管教。管教的方式一般分为两种，一种是镇尺打手心，另一种是罚站。这两种方式是区别采用的，字写得不好、不认真学习，多用前者；而生活中的一些小毛病则用后者纠正。印象中最多的情况是因为吃饭时说话而罚站，这使我养成了"食不言"的好习惯，直到上大学住校了，才逐渐被那些年轻悸动的心有所同化。

> 后来工作了，也懂事了，特别是理解了中医养生的道理后，自然明白了爷爷要求我"食不言"的道理——吃饭专心，心平气和，脾胃才能不受过怒、过喜、过思、过悲、过恐的负面情绪影响，而专心发挥它消化食物、运化精微、化生气血的作用。

也许你会说，带着情绪吃饭，真会导致疾病吗？用一个真实的事例解释一下吧。

小T是大学三年级的学生，家在外地，一个人在京求学，来就诊时面色萎黄，没有血色，精神疲倦，气短懒言，最痛苦的是胃里不舒服，不欲饮食，吃一点就饱，胃里就胀，打嗝连连，还时有呕吐的现象。去医院检查了一通后，诊断为胃瘫痪，开回来几盒多潘立酮（吗丁啉），吃了也不见好转。伸出舌头一看，只见舌头胖大虚滑，质淡色红，这是脾胃虚弱的表现，但唯有两侧瘀青，这又是肝气不舒、气血不畅之象，再一摸脉，脾脉滑细，与脾胃虚弱相参，肝脉却弦，与肝郁气滞相通，看来小T的问题与情绪有些关系。

中医学很重要的一个特点就是整体观，不仅把人体的五脏六腑看成一个整体，还强调人与人之间的关系、人与自然之间的协调，因此在中医眼中，疾病发生的原因可能是生活中的细枝末节，而患者本人往往意识不到。这就是为什么中医会问一些：你来北京几年啦、你老家是哪里的、你住平房还是楼房、你家几口人之类问题的原因。因此，望闻问切四诊中，问诊甚为关键，有经验的中医甚至可以通过问诊，引导患者自己找到病因，这对于后面的治疗非常重要，了解了疾病产生的原因，做到心中有数，患者自然能更好地配合治疗，并从根本上祛除病因，这也是中医治病求本的另外一种体现吧。

我通过望与切，大致判断了小T身体的状态和疾病产生的原因，然后就沿着这样的方向一路问了下去，也问出了事情的原委。原来小T从小由姥姥抚养长大，5岁后才回到父母身边，而那时家里还有一个比她小四岁的弟弟，本来与父母的关系就不是很亲，加上她爸爸喜欢男孩子，生活中多有偏心，使得小T自幼就养生了内向的性格，喜欢把事情闷在心里，脸上经常挂着不快乐。这更让军人出身、喜欢直来直去的爸爸心里不喜欢了，于是打、骂是经常的事，特别是每天放学回来吃晚饭时，多是爸爸发火骂人的时间，也是小T一天中心情最郁闷的时间。久而久之，小T开始害怕和抵触吃晚饭了，她尽量缩短吃饭的时间，吃得尽量快和少，后来甚至一提到晚饭，胃里就开始不舒服，直到她考上大学。

其实，这是一个典型的肝郁乘（chèng）脾的病例。五脏之中，肝属木，脾属土，木克土，也就是说肝对脾是一种管理作用，如果木气过旺，对土的克制作用也会过旺，就变成了一种异常状态，称为木乘土，也就是肝气郁滞，对脾的约束过强，使脾胃功能难以发挥，久之导致脾胃功能下降。肝气郁滞在先为因，脾胃虚弱在后为果，病因不除，增强脾胃功能就是一句空话了，这也就是为什么多潘立酮不起作用的原因。而导致肝气郁滞的原因则应归于情志不舒，虽然七情之中怒可伤肝，但因肝的作用为疏泄，调畅人体气机，所以各种情绪问题都可以影响肝之疏泄功能，导致肝气不舒，而非怒独伤肝耳。

明确了病因，治疗就简单了，疏肝理气为主以治其病本，健脾和胃为次以治其病位。三次针灸之后，症状就大为缓解了。

说到吃饭时生气致病，不能不提我亲身经历的一次祖父生气事件，让我们看看他是怎么处理生气与吃饭这两件事的吧。

祖父一生治学严谨，对学术问题更是较真儿，非要争出个子丑寅卯来，即使上了年纪，这个脾气也始终没改。记得大约5年前，一次大学里举行一个项目论证会，邀请他和几位专家组成论证专家组，我因为是项目组的一员，得以参加会议并感受了一次他的气性。

会上，祖父与另外一位资深专家在一个学术问题上出现了分歧，各持一词，争执不下，到了午餐时间也不罢休。他们二位资历最老，年轻的一辈谁也劝不住他们，于是他们从会场一路争执辩论到餐厅，谁知一进餐厅坐下吃饭，祖父就一言不发了，大家觉得很奇怪，就问他为什么，只见他此时慢条斯理地说道："食物有食物的灵性，它们不喜欢我吃饭时不专心，我的脾胃也有灵性，它们也不喜欢吃下带情绪的饭菜！哈哈！"一句话，逗乐了大家，也让学术争鸣不伤朋友和气，也许这就是祖父一直坚持的"不生气的大智慧"吧！

中医护肝大法与降肝火妙招

一般所说的肝火旺盛、肝阳上亢，就是肝的疏泄功能过度亢奋的表现。"肝火"顺着肝的经脉一路蔓延：头晕头痛、口苦口干、耳鸣目干、烦躁易怒、男子阴部湿痒、女子经带异常，甚至许多更严重的病变就会一一出现了。

≈中医护肝大法之一：保证情绪平稳

"怒则伤肝"，情绪起伏过大，很容易影响到肝。

五行理论中，肝属木，木喜调达。实际上，我们确实可以把肝想象成一棵树，树木喜欢自由、无拘无束，因此，养肝首重情绪调节、心情愉快；平稳的情绪，开朗的个性，不太重的得失心，都是保肝养肝的重要手段。

≈中医护肝大法：民以食为天

中国有句古话"民以食为天"，具体到脏腑也是如此。

西医学的肝脏本身必需的蛋白质和糖类需要从饮食中获得，因此，易消化的高蛋白食物，如鱼、蛋、奶制品、动物肝脏、豆制品等的摄入对肝有好处，适当摄入糖类对肝脏的保健也有好处。肝脏对于维生素K、A、C的需要量比较大，因此天然新鲜的绿色蔬菜和水果等富含维生素的食物的摄取是必要的。这些食物不会增加肝脏负担，又富含抗氧化物，对肝细胞的修补有很大帮助。

而从中医角度上来看，辛辣、刺激的食物是引起肝火的重要原因之一，不可过量食用。（比如烧烤食品、油炸食品，含咖啡因的食品等，饮茶也要适量）。

除了注意"吃什么"外，还有一方面也很重要，就是拥有良好的肠胃功能。只有肠胃功能强，食物中的营养才能充分被吸收，对肝有利的各种元素才能被摄取。饮食清淡可以减少肠胃的负担，因此应该注意自己平时的饮食，若是今天吃的油腻了（比如出外应酬或者过节时），明天就有意识地吃些清淡的食物，或者多吃点水果，平衡一下身体，达到"均衡"饮食。

≈中医护肝大法之三：睡眠不可少

肝主藏血，《黄帝内经·素问》提到："人卧则血归于肝。"肝脏的保养需要足够的睡眠为基础。如果睡眠不足，特别是晚上11点至凌晨3点这段气血流经肝胆的时间，身体不能得到完全的休息（处于深度睡眠的状态），不仅影响肝的正常疏泄功能，使人体的新陈代谢紊乱，整体的体力也会受到影响造成无法恢复，第二天甚至会觉得头脑都不灵活了。

我们的身体其实是很敏感的，"累了就要休息"不仅适用于肝脏保健，对于身体其他部分的保养也很重要。

≈中医护肝大法之四：切忌嗜酒

酒为百药之长，很多人都习惯小酌一杯以祛疲劳，养生保健。但过节期间及较特殊日子里，亲朋好友欢聚一堂，往往对饮酒量不加控制，这是非常不妥。

这种时候人的情绪本来就无法稳定、放松，身体和心灵及易劳累，过量饮酒更可引起食欲减退，造成蛋白质及B族维生素缺乏，甚至发生酒精中毒，导致酒精肝、肝硬化、急性中毒，还可引起死亡。

♦ 那么，火气大需不需要吃药呢？

≈中医降肝火第一招：饮食清火

有了足够的睡眠、放松的心情，您的"火气"还如以往那么大吗？

在您考虑服药之前，不妨先用一些简单的食物来降降火：

绿豆、薏仁、芦笋、西瓜可以清热；红豆、冬瓜，可除湿热，这些都是对肝乃至整个身体有益的食物，食疗是中华传统文化的一大精髓，不妨多试试吧！

≈中医降肝火第二招：穴位刺血

在手指足趾的末端，分布着各条经脉的起止穴位，起止穴位为气血交接之所，可以通调整条经脉的气血，因此在与肝火旺盛相关的经脉肢端穴位进行刺血，有助于平降肝火。具体来说，可在足厥阴肝经足大趾外侧末端的大敦穴、足少阳胆经足第四趾外侧末端的足窍阴穴，以及手少阳三焦经在第四指（无名指）外侧末端的关冲穴，点刺出血1~2滴，以泻经脉之热，祛体内之火。每周1次。用什么操作呢，许多人都会自己在家测血糖，血糖仪都配有一次性采血针，用一次性采血针点刺祛火穴位，微痛而卫生，准确而速效。小方法也可以解决大问题。

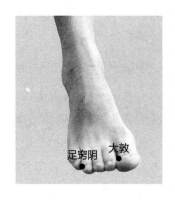

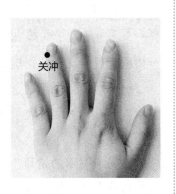

≈中医降肝火第三招：自我按摩

如果肝火初旺，症状不严重，或用于日常保健，可以采用穴位自我按摩，虽然没有穴位刺血来得快，但胜在一点痛苦也没有，具体方法就是我们前面在第二律中介绍过的开四关的方法。

➤➤ 食物也要你用心 ◀◀

记不清在哪里听过这样一则故事，讲的是日本孩子做的一个有趣的实验。

有几个天性好奇的小学生，用同一锅米饭做了两个一样大小的饭团，放在同一间教室的讲台上，用同样大小、刚刚洗净的玻璃杯罩起来。然后，对着其中一个不断说一些爱它、喜欢它的话，而对着另外一个不断说一些讨厌它的话。饭团能听懂人的话？没有人相信，但神奇的事情的的确确发生了，最先长出毛来的饭团竟然是那个被骂来喝去的饭团，而被爱所包裹的饭团却较晚地长出毛来。

> 也许，这并不是一个严谨的研究，但至少告诉我们，心中充满对食物的爱，生活也会变得更有意义，会更加精彩。就当食物也有性情又何妨呢？就让自己多一些童真吧！

大学一年级的生活对许多外地学生来说，是十分难熬的。远离父母，远离家乡，那种想家的感觉是我们这些本地学生难以想象的。

记得同屋六个人中，只有我一个本地学生，而最远的一个是来自云南昆明。那时，正是长身体的时候，是男孩子吃完饭就喊饿的年龄，所以每天晚自习之后，回到宿舍，多会泡一碗方便面充饥。那时候的方面便可不比现在，只有单一鸡汤口味、猪肉口味不说，为了便宜，我们还专门从方便面厂家进那些没有独立包装的简装货，以至于每个楼层的学生中都有几个专门搞批发零售的"专业户"。

这种方便面，吃一次两次还挺香，时间久了，就越来越腻了，即使是饿的时候，也有一种反胃的感觉。那一天正值期末考试前，下晚自习时已很晚，宿舍已经熄灯了，大家摸黑每人泡了一包方便面，盖上饭盒的盖子，躺在床上等面熟的工夫，不禁抱怨起面条的口味来。

只有那位昆明的同学一言不发，听我们吵吵久了，他突然说道："要说这吃面，在我家乡，妈妈经常给我做一种面，叫作小锅面，那叫一个好吃……"吃对于那时的我们总是有无穷的吸引力，所以我们马上安静下来，听他继续讲："小锅面，一定要用小锅来煮，在我们家都是用柴火，上面架一口小小的铁锅……"听到这里，我马上联想到奶奶煮饭的小锅，心中一股暖意忽地涌了上来，连舌根也暖洋洋的。"锅里放上井水，水一定不要多，等水开了，把刚擀的细细的面条慢慢趁着热气放进去，放进去的时候手要颤一颤，让面条散一散，不至于粘在一起。也正因为这样一颤，面条上带着的一些面粉就掉落在水中，让水面上一下子就泛起些许泡沫。几次翻滚，面条已有三四分熟，这时放入切好的虾仁、木耳等以及调味的各种配料和香料（抱歉，当时我脑子都在幻想面的香味和样子了，实在无暇记下这些辅料的名称，加上我只听过此面，而未真正品尝过，所以这里实在无法详述），然后一定要盖上盖子用小火，慢慢把面煨熟，直到水快干了，再撒少许青菜叶，稍微翻一下就可以吃啦。那时虾仁和木耳的香味儿全都浸到了面里，因为放得水少，面也不会太软，那一掀盖儿的一瞬间，香味儿扑鼻而来，你会觉得这是世界上最诱人的美味……"

他的语气中带着对家乡无尽的想念，也让我们每个人都把这碗面想象成妈妈或是奶奶亲手做的各式各样的家乡美食。在这种情感中，泡好的原本乏味的劣质方便面也变成了美味至极的大餐，自那之后，每晚加餐时，我们都轮流讲一种家乡的美食……

用心、用情，泡面与大餐之间，也许只有一步之遥吧。

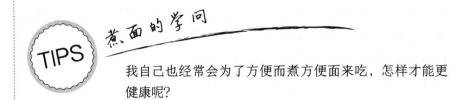

TIPS 煮面的学问

我自己也经常会为了方便而煮方便面来吃，怎样才能更健康呢？

首先，不能用泡，泡出来的面口感比较硬，不利于消化，而且酱料包里的油都紧紧攀附在面条上，这样导致摄取的油脂更大；煮面之前最好先让面饼"过"凉白开一下，去掉面饼上的浮油，再下到开水中煮，3~5分钟即可，如果煮的时间过长，原本面条的爽滑就消失了，口感不好。

其次，在煮面的时候我一般会选择加入一些蔬菜，比如一个小的西红柿、半根黄瓜，再打入一个鸡蛋，也可以在里面加一根火腿肠或者几片腊肉，都是不错的选择。这些食材的加入会弥补方便面本身营养缺失的问题，而且很容易煮熟，不会影响到煮面的速度。

第三，酱料，如果在家煮方便面，我一般不会100%使用自带的料包，自己调味会更容易把握油、盐、味精的多少。如果喜欢某种口味的酱料，那么我一般只放入一半的料，再自己调味儿，这样调出的风味儿比原始的料包不仅味道要好，而且也更适合个人的口味和身体的状况。

这样煮出来的方便面，和只用普通料包泡出来的方便面相比，其营养含量已经大大增加，油脂含量和盐分都在我们的掌控中下降，这样一道营养、健康、又方便快捷的"大餐"就完成啦。

➣➣ 食物搭配的学问 ➣➣

"是药三分毒"，这是大家耳熟能详的一句话。

这句话有几层含义，一是指部分药物有一定的毒性和副作用，要谨慎使用，这是狭义的理解；二是泛指所有药物，之所以能祛邪疗疾，是因其具有某种偏性，这种偏性就是它的"毒"，也就是药物的攻邪性，此时毒药为所有药物的总称，这是广义的理解；三是指药物由于具有攻邪性，如果使用不当，即可以攻邪，亦可以伤正，错误使用，药物也可以变成有害的"毒"。

"食药同源"，是我们熟悉的另外一句话。

药物的一部分的确是从食物中分化出来的，而一部分药物既可以当作食物，又可以当作药物使用。食物与药物一样，具备四气五味、归经功用，因此，食物也具有一定偏性。虽然食物的偏性比较弱，但长期食用或在人体某种特定的生理或病理状态下，亦可以造成伤害。

还记得前些年很火爆的电视剧《康熙微服私访记》吗? 其中有一个皇帝生病的剧情：皇帝感染了风寒，卧床不起，太医来诊治，认为只是偶感风寒，不是什么大毛病，于是开了方子，让太监到药房照方抓药。结果煮出来的药服下后，皇帝的风寒非但没好，而是愈发厉害。于是责问太医。太医说我没开什么不对的药啊，皇帝的病就是受风寒而已，我行医一辈子，怎么会看错。皇帝要杀掉太医，太医只有一个请求，看看药渣。结果一看，发现药渣里的"人参"，分明就是萝卜。

我们大家都知道萝卜是好东西，俗话说："冬吃萝卜夏吃姜，不劳医生开药方"。萝卜性凉，味辛、甘，入脾、胃经；具有消积滞、化痰清热、下气宽中、解毒等功效；主治食积胀满、痰嗽失音、吐血、衄血、消渴、痢疾、偏头痛等。特别是多数幼儿感冒时出现喉干咽痛、反复咳嗽、有痰难吐等上呼吸道感染症状，多吃点爽脆可口、鲜嫩的萝卜，不仅开胃、助消化，还能滋养咽喉，化痰顺气，有效预防感冒。

但是在这个故事里，萝卜怎么成了害人的东西了呢?

这是因为，皇帝外感风寒，病邪侵袭体表，此时身体就像一座城池，邪气这个"敌人"大举来袭，为了保卫机体，需要守城的"士兵们"（也就是在肌表保卫人体的正气）奋起抵抗，正邪双方相争，哪一方力量强，哪一方就会获胜。此时搭配人参，取祛风散寒、扶正解表之方义，如同给士兵开了个提高士气的动员会，补充人体正气，从而迅速祛邪外出，使外感得愈。

然后用萝卜可就大错特错了。萝卜是下气的，如同釜底抽薪，军心一涣散，守城之战必败，风寒就顺势入侵到身体内部了，自然病就更重了。

这个例子告诉我们，在人体特定的病理状态下，普通的食物也可以变成伤害人体的元凶。

那么，什么情况下，萝卜又可以起到好作用呢？

既然萝卜有消除积滞、化痰清热的清解及泻下作用，那么与容易生燥化热的羊肉一起食用，是个不错的选择。羊肉，性温，入脾、肾经，有益气补虚、温中暖下的作用，是寒冷冬日里的滋补佳品，但过量食用或在温暖甚至炎热的季节里食用，容易生痰化热，此时配合萝卜同食，可以克制羊肉燥热之性，这就是为什么老百姓说"冬吃萝卜"的原因。

特别是现在许多人热衷于麻辣火锅，辛性发散，辛辣之品与羊肉同食更易动火，引发内热。而辅以萝卜，可使羊肉补而不燥，尽享美味而不生痰。但要注意的是，应选用白萝卜，而且与羊肉共煮食用，切忌生食佐餐，因为一口温热的羊肉，一口凉性的萝卜，容易造成脾胃功能失调。

还有什么食物也是这样相互克制的呢？

就是写本段文字的当天，我遇到了这样一个病例：患者是个10岁的男孩子，因脾胃功能弱在门诊就诊已经有一段时间了，先是用小儿推拿治疗了一个疗程，效果不明显，又进行了一段时间的中药治疗，还是时好时坏，于是我说服家长和孩子，采用针灸治疗，3次治疗下来，家长还是反映孩子消瘦，胃口不好。重新诊断一下吧，结果一望舌苔发现了问题，只见孩子舌体比较胖，边上有轻微齿痕，舌头的颜色也比较淡，苔白而光滑，而中部有微微的裂纹痕迹。这是脾虚湿困、胃阴受伤的表现。

"你喜欢吃凉的东西吗？比如喝冰水、吃冰箱里刚拿出来的食物或饮料，或者经常吃冷饮？"我试探着问道。

"他不喜欢吃凉的，我们也很注意，不让他随便吃冷饮，喝水基本上都是喝温水……"他妈妈一边皱着眉头一边急切地解释道。

"那这两天你们家里吃的是什么呢？"我不甘心，继续刨根问底。

"没什么啊……对啦，我们这几天吃螃蟹，我们都喜欢吃，这几天每天都在吃!"

"配姜汁了吗?"我知道已经找到了问题的根源。

"配了，可是孩子不喜欢吃姜，他特别喜欢吃螃蟹，但从来不吃姜……"

螃蟹可是一道美食。虽然螃蟹外形不好看，走起路来横冲直撞，但是味道极为鲜美，中医认为它性寒、味咸、有小毒。归肝、胃经，可以养筋益气、理胃消食，通经络，解结散血；治疗瘀血、黄疸、腰腿酸痛、骨折及风湿性关节炎都有效果；蟹壳还能治疗漆疮。

既鲜美又有食疗价值的螃蟹，看似算是营养佳品了，其实不然。

无论河蟹、海蟹，其性寒都是不变的。在"吃暖食"章节中，大家已经知道寒凉食物对身体的危害，而从中医角度看，螃蟹属凉性食物，吃的时候一定要和其他食物合理搭配才可以。吃螃蟹，在我过历史悠久，最简单的传统吃法就是蘸上一些姜醋汁，姜是温性食物，蘸姜醋汁就是为了祛"蟹毒"，防止螃蟹的寒性伤人。

孩子正处于生长发育期，需要的营养和能量较多，脾胃功能本来就容易跟不上生长的速度而出现虚弱，再多食寒凉性质的食物，则更易伤及脾阳，怪不得用什么方法都不见效呢，问题原来出在食物的搭配上。

食物搭配得当，其性不仅可以相互抑制，也可以相得益彰，下面介绍几种不错的鸳鸯配吧。

补血养血之猪肝配菠菜

— 👍 好 处 —

猪肝味甘、苦，性温，入肝经，其中含有的丰富的铁、磷是造血不可缺少的原料。菠菜性凉，味甘辛，入大肠、胃经。菠菜有益脾胃，脾胃为后天之本，是气血化生的源头，而肝藏血，主疏泄，二者合用，利五脏，通血脉，行经隧脉道之滞，共同起效，补而不滞，温而不燥，是很好的补血活血之方。这对女子特别适合，对治疗贫血、月经不调等妇科疾病皆有好处。

— 〰 频 率 —

1个月2~3次，贫血者可适当增加服用次数。

— ♀ 做 法 —
猪肝菠菜汤

原料：猪肝100g，菠菜150g。

做法：将鲜菠菜洗净；猪肝切成柳叶片，加精盐1g、湿淀粉3g、味精1g调拌均匀。炒锅置中火上，加入鲜汤或水烧开，加熟猪油、菠菜，汤沸时，放入猪肝片、味精、精盐余煮一下，起锅即成。

— ⊗ 宜 忌 —

肝中胆固醇含量较高，患有高血压、冠心病、肥胖症及血脂高者忌食。因菠菜所含草酸与钙盐能结合成草酸钙结晶，使肾炎患者的尿色浑浊，管型及盐类结晶增多，故肾炎和肾结石者亦不宜食。

驻颜抗衰之芝麻配海带

⭐ 好处

芝麻味甘、性平，入肝、肾、肺、脾经；海带性寒，味咸，入肝、胃、肾经。肾为先天之本，脾为后天之本，二者通入脾肾两经，合用可滋补脾肾，益五脏，共奏补益人体先后天之本、抗衰老之功效。同时，芝麻可养阴生津，海带可消痰泄热，二者合用，滋补脾肾的同时又能清泄身体湿热，使补而不腻，补不留邪。

📈 频率

1个月2~3次。

♀ 做法

凉拌芝麻海带

原料：芝麻100g，海带350g。

做法：先将100g芝麻放入锅内，用小火慢慢炒，当炒至芝麻发香时，出锅晾凉。350g湿海带洗净切成丝。旺火蒸海带丝15分钟后出锅晾凉，放入味精、醋、糖、橄榄油拌匀装盘，撒上芝麻，拌匀即成。

⊗ 宜忌

芝麻炒制时千万不要炒糊。海带性寒，脾胃虚寒、身体消瘦者不宜食用。

滋阴补肾之兔肉配枸杞

⭐ 好处

兔肉味甘、凉，入肝、大肠经，有滋阴养颜、补中益气、生津止渴、凉血解毒的作用。兔肉营养价值高、易消化，并有保健作用。它有四高四低的特点，四高：即高蛋白、高赖氨酸、高卵磷脂、高消化率；四低：即低脂肪、低胆固醇、低尿酸、低热量，是高血压、肝脏病、冠心病、糖尿病、肥胖症、动脉硬化患者理想的肉食品；枸杞味甘、平，入肝、肾经，与兔肉一起食用，使滋阴补肾效果相得益彰，泻下作用温和而不伤正。

♀ 做法

兔肉枸杞粥

原料：兔肉250g，枸杞子250g，黄精100g，陈皮20g。

做法：将新鲜兔肉洗净，切成肉丁，与枸杞子共加水适量文火焖熟，再入姜、酒、油、盐、味精少许调味。

📈 频率

1个月2~3次。

清热解毒之海蜇配竹笋

⌂ 好处

海蜇味咸，性平，入肝、肾经，具有清热解毒、化痰软坚、降压消肿的功效，善于清肺热。竹笋味甘，性微寒，归胃、肺经，具有清热化痰、益气和胃、治消渴、利水道、利膈爽胃等功效，善于清心胃热。两种清热食物各有所攻，共同发挥作用，使清热解毒效果更为显著。

♀ 做法
拌三鲜

原料：竹笋30g，荸荠40g，海蜇50g，调味品适量。

做法：竹笋切成片，以沸水焯后沥干；将荸荠洗净切片；把泡好的海蜇洗净切丝，用热水焯一下即可。将上原料加调味品凉拌。

〰 频率

咳嗽痰黄者佐餐食用，不拘时服。

⊗ 宜忌

脾胃虚寒者不宜食用。

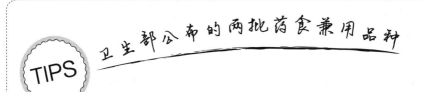

TIPS 卫生部公布的两批药食兼用品种

第一批：八角茴香、刀豆、姜（生姜、干姜）、枣（大枣、酸枣、黑枣）、山药、山楂、小茴香、木瓜、龙眼肉、白扁豆、百合、花椒、芡实、赤小豆、佛手、杏仁（甜、苦）、昆布、莲子、桑椹、莴苣、淡豆豉、黑芝麻、黑胡椒、蜂蜜、榧子、薏苡仁、枸杞子、余甘子、核桃仁、荔枝、胡椒、郁金、姜黄、乌梢蛇、蝮蛇、酸枣仁、牡蛎、栀子、甘草、代代花、罗汉果、肉桂、决明子、莱菔子、陈皮、砂仁、乌梅、肉豆蔻、白芷、菊花、藿香、沙棘、郁李仁、青果、薤白、薄荷、丁香、高良姜、白果、香橼、火麻仁、橘红、茯苓、香薷、红花、紫苏。

第二批：麦芽、黄芥子、鲜白茅根、荷叶、桑叶、鸡内金、马齿苋、鲜芦根。

七分饱

有句俗语说得好：欲得小儿安，需得三分饥与寒。其实成人也是一样，太饱伤胃、太饥伤脾，吃饭以"七分饱"为宜，不仅是为了保持美好的体型，更是为了健康。

三分饥

年纪大点的人都知道，小孩子不能太宠着，天冷了加衣服要慢慢加，不能一下捂得严严实实；吃饭，要一口一口地吃，荤素搭配，粗细搭配，不能孩子要什么就给什么吃，更不能让孩子撑着，免得"食火"引起疾病。正如那句著名的俗语：欲得小儿安，需得三分饥与寒。

在漫长的十年读书期间，我对这句话的理解来自于书本和在父亲身边的一次见习。

那是一个夏季的午后，一个5岁大的男孩儿被爷爷奶奶带来找父亲看病，这个孩子被确诊为弱视。弱视是一种严重阻碍儿童视觉发育的眼病，它是在小儿视觉发育敏感期内，由于各种影响视觉发育的眼病或视环境不良，使双眼视觉长期紊乱，视觉系统神经元功能、形态和神经生化机制异常的一种疾患，但其病因不详，与遗传、体质、喂养习惯和环境因素都有关系。父亲用梅花针结合耳穴治疗弱视很有经验，类似的患儿很多。

父亲做了必要的眼科检查之后，开始了中医的望闻问切，谁知道一问，却打开了这两位老人的话匣子，说这个孩子快5岁了，体质特别差，三天两头感冒、咳嗽，去看西医，人家说孩子小，抵抗力差在所难免，每次都输液，用消炎药，吃几天才能好，花了钱不说，孩子还遭罪，一咳嗽小脸就憋得红扑扑的，还一个劲说自己胸口疼，吃不下饭，晚上更是休息不好，这一家大人就围着他一个人转，能补的都补啦，可就是不见好转，现在又查出来眼睛也有毛病，真是急死人了。

孩子坐在奶奶腿上，低着头有点恹恹欲睡的样子，也不说话，完全没有四五岁孩子的活泼劲，费了好大劲儿才看到舌苔：白厚有点黄腻。

"中午吃的什么呀？"父亲边在病历上写着边问。

"鸡蛋，吃了1个呢！"孩子的奶奶连忙说，"我们孩子不是抵抗力差嘛，听人家说鸡蛋里的蛋白质能提高抵抗力，我们每天都坚持给孩子吃鸡蛋，早中晚，每天3个呐！"

我一听，不禁感叹家长的饮食营养知识匮乏，这孩子十有八九是被他们"补"坏的。

果然，父亲听到家长这样说，皱了皱眉头："每天3个鸡蛋啊……这么小的孩子能吃得下？这么吃有多久了？一天三顿都吃些什么呢？"

"吃了挺长时间的了，"孩子的奶奶说，"这孩子出生的时候大夫说所有的指标都挺正常的。后来慢慢大了，身体反而不好了，经常感冒，春天秋天还容易得气管炎。后来听人家说，鸡蛋能提高免疫力，我们就给他吃上了，大概半年了吧。反正蒸鸡蛋羹、荷包蛋、炒鸡蛋、煮鸡蛋，每天换着样儿吃。先开始他是很不适应的，吃不下，后来就慢慢能吃下了。三餐很普通啊，早饭一般都是牛奶、馒头、火腿肠、鸡蛋，偶尔吃油条和豆浆、包子什么的，人家说吃水果好，每天早上还给他吃个水果；午饭就和大人一样吃了，米饭、面条，炒的几个菜，基本每天都是3个菜左右吧，吃的也不少；晚饭也是米饭、馒头，或者棒子面粥，炒4个菜，还有汤，这孩子爱吃鸡肉，基本上每周我们都炖2只鸡给他，吃得特别香。反正您放心，医生说了不能缺了营养，也不能总吃细粮，我们都是粗细搭配着，荤素搭配着给他做着吃的，营养肯定够。可是这孩子抵抗力还是低，您说这是不是他们说的那种'天生的病'啊？"

父亲笑着摇摇头："老人家，您一直说怕孩子营养不够，依我看，这孩子是营养过剩啦！这么小的孩子，食火这么大，脏腑功能都受到影响啦，你说'抵抗力'能高么？肯定特别容易得病。"

四五岁的小孩子，正处于幼儿期。中医认为小儿离开母体，来到世上，就像草木之嫩芽，五脏六腑成而未全，全而未壮。小儿为"纯阳"之体，生机勃勃，体格、智慧和脏腑功能不断成熟和完善，功能旺盛、成长速度快而有规律，可以概括为：脏腑娇嫩、形气未充及生机蓬勃、发育迅速两方面。

这里，娇是指娇气，不耐寒暑；嫩，指嫩弱；形，指形体结构；气，指生理功能活动；充，指充实。脏腑娇嫩是指小儿机体各个器官的发育不完全和脆弱；形气未充是指小儿形态和功能未臻完善。宋代钱仲阳说："小儿五脏六腑成而未全……全而未壮。"

小儿脏腑娇嫩、形气未充主要表现在肺、脾、肾三脏。肺常不足、脾常不足、肾常虚是小儿脏腑娇嫩生理特点的主要表现。

肺者，其位最高，为五脏之华盖，主一身之气，外合皮毛。小儿肌肤薄嫩，卫外不固，易感外邪，由口鼻或皮毛而入，必内归于肺。五脏之中，肺最先受邪，也最易受邪，因其最为稚嫩，故肺为娇脏。

脾者，气血生化之源，为后天之本。由于小儿生长发育迅速，对精、血、津液等营养物质的需求比成人多，而消化与吸收功能差，因此时感脾常不足。

肾者，为真阴真阳之所在，为先天之本，是小儿生长发育之根本所在。先天之肾气需要后天之气不断化生气血滋养之，而后天之气所以能化生气血，又必须依赖先天之气的温运资助。小儿肾气不盛，脾亦不足。

上述病例中的幼儿，实际上是因为脾胃功能尚未健全，而生长发育快，对水谷精微的需求比较迫切，家长又不能控制孩子饮食，反而盲目认为患儿"营养缺乏"，导致饮食不节，破坏了"三分饥、七分饱"的规矩，摄取食物较多，内伤饮食而致。由于小儿患病后病情变化快，内伤食滞迅速转化为内火，烧灼于肺；再加上季节转换时，外界流行病因素较多，所以表现为呼吸系统疾病——感冒频发。

那么，怎么治疗呢？别着急，讲怎么治之前，再讲一下我的亲身感受吧。

每一个做爸爸的都不希望自己的孩子生病，一旦孩子有个头疼脑热，都急得上火，我自从有了女儿诺诺，也不例外。

在孩子5个多月大的时候，一天早晨起来，我突然发现她的左侧上眼皮长了一个小红包！紧接着，下午在下眼皮靠近外侧眼角的位置上又长了一个小红包！是过敏？身上其他部位都没有起，新买的衣服、洗澡用的浴液和护肤油，都是婴儿专用的。外出时也很注意，初冬季节，阳光不会很晒，风也不大，何况还一直戴着小帽子。接下来，孩子一整天都没有正常排便。

> 身为医生，不能像别的爸爸那样着急，冷静下来认真分析一下，最近改变的生活习惯，只有增加了一些辅食，孩子快6个月了，母乳里的营养在减少，而她的胃口却越来越大，所以增加了米粉、蔬菜汁、果汁和鸡蛋黄儿，对了！是蛋黄儿！这两天为了给孩子增加营养妈妈特意用了鹌鹑蛋的蛋黄儿，喂得也多了些，营养太多，小小的娃娃消化不了，上火啦！正如中医理论所说，食积不化，会伤及脾胃功能，而根据"五轮学说"，"目之上胞下睑为土轮，内应于脾胃"，也就是说眼皮起小红包的地方归属于脾胃，小红包则表示脾胃出现了积滞，有了内火。

明确了诊断，治疗就很简单了，我用了捏脊的方法，很快就缓解了症状，当然也更深刻地理解了"三分饥、七分饱"的意义。

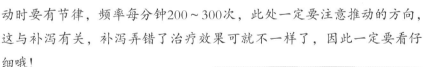

TIPS 小儿经络推拿，防止孩子吃多的秘技

很多家长都担心吃"七分饱"会不会影响孩子的营养吸收，会不会造成营养不良。其实，只要坚持和五味、吃暖食、饿才吃，非但不会造成营养不良，而且对日后成人后拥有一个健康的胃肠道有很大的作用。

但是，随着孩子一天天长大，孩子的自由活动度越来越大，难免会有孩子吃太多、吃太好造成食积的时候，特别是当孩子开始喜欢上零食以后。

怎么办呢？小儿经络推拿可以帮您的忙，记住下面的几个招式吧！

1. 补脾经

位置：拇指末节罗纹面。

手法：推法——以拇指侧面或指肚，在穴位上做直线推动。

操作：将小儿拇指屈曲，沿着拇指的侧面从指尖一直推到指根，推100～300次。

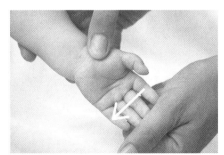

要领：用力宜柔和均匀，推动时要有节律，频率每分钟200～300次，此处一定要注意推动的方向，这与补泻有关，补泻弄错了治疗效果可就不一样了，因此一定要看仔细哦！

2. 推四横纹（四缝）

位置：手掌面，食、中、无名、小指第一指间关节横纹处。

手法：推法——以拇指侧面或指肚，在穴位上作直线推动。

操作：小儿四指并拢，从食

指横纹推向小指横纹，推100～300次。

要领：用力宜柔和均匀，推动时要有节律，频率每分钟200～300次，注意推动的方向。

3. 揉板门

位置：手掌面大鱼际平面。

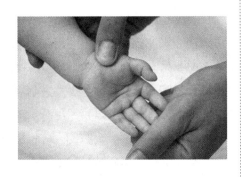

手法：揉法——以手指指肚，吸定于一定部位或穴位上，做顺时针或逆时针方向旋转揉动。

操作：用拇指按揉板门，顺时针、逆时针都可以，揉100～200次。

要领：操作时用力应轻柔而均匀，手指不要离开接触的皮肤，应使该处的皮下组织随手指的揉动而滑动，不要在皮肤上摩擦，频率每分钟200～300次。

4. 摩腹

位置：腹部中间，肚脐周围。

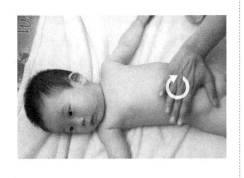

手法：摩法——以手掌或食、中、环指指肚附着于一定部位或穴位上，以腕关节连同前臂做顺时针或逆时针方向环形移动摩擦。以掌抚摩者称掌摩法，以指抚摩者称指摩法。

操作：用手掌或三指并拢按在腹部轻轻地摩动，顺时针、逆时针各半，摩5分钟。

要领：用力要轻柔适当，速度宜均匀协调，操作频率为120～160次/分。指摩可稍轻快，掌摩可稍重缓。

5. 揉天枢

位置：肚脐旁2寸（约一指）的地方，左右各1个。

手法：揉法——以手指指肚，吸定于一定部位或穴位上，作顺时针或逆时针方向旋转揉动。

操作：用食指和中指分别点按在两侧的天枢穴，轻轻地按揉，揉50～100次。

要领：操作时用力应轻柔而均匀，手指不要离开接触的皮肤，应使该处的皮下组织随手指的揉动而滑动，不要在皮肤上摩擦，频率每分钟200～300次。

6. 捏脊

位置：大椎至尾骨端成一直线。

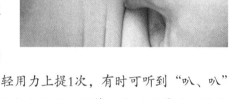

手法：捏法——常用于脊背部，又称捏脊法。拇指在后，食、中指在前，三指同时用力拿捏皮肤，双手交替捻动，缓缓前移。

操作：从尾骨端一直捏到颈部大椎穴，每交替捻动3次，便轻轻用力上提1次，有时可听到"叭、叭"的响声，捏3～5遍，至皮肤红润微充血而止。捏第一遍以及最后一遍的时候不用做上提的动作。

要领：操作时捏起皮肤多少及提拿用力大小要适当，而且不可拧转，捏得太紧，不容易向前捻动推进，捏少了则不易捏起皮肤。捻动向前时，需做直线前进，不可歪斜。

以上按摩治疗每天1次，10次为1个疗程。一般治疗1～2个疗程。

⇒ 七分饱 ⇐

　　说完了孩子，再来说说成年人。吃多少这件事儿，在成年人中存在两个极端。

　　小方夫妻俩都在外企工作，也都是我的患者。小方是大区经理，吃喝应酬不断，还没到40岁，已是大腹便便，直到脂肪肝由轻度变成了中度，血压也忽高忽低时，才意识到问题的严重性，前来就诊。

　　小莉是小方的夫人，虽早已年过三十，但体型保持得真好，只是觉得精力大不如前，疲劳感日重。这次既是胁迫小方就诊，想利用医生的权威强迫小方戒酒、减肥，同时也想给自己调理一下，因为她听说针灸能减肥。

　　"还减？都弱不禁风了，都疲劳困倦了，还减？"

　　我刚开始时真的以为听错了，似乎这一对夫妻中，小莉才是看病的主角儿。弄明白小两口儿的心思之后，我给他们的病因下了结论，也给了处方。

　　小方是因为吃得太多，餐餐下饭馆，饮酒无度，肥甘厚味，过饱、营养过剩，伤及了脾胃运化功能，使水湿停滞，聚湿生痰，痰邪阻滞经脉，脏腑功能受困所致。

　　而小莉则是因为吃得太少，有时一天都不吃主食，甚至晚餐只吃一点水果，为了保持体型，经常饿得头晕眼花，走路好像踩着棉絮，站也站不直，过饥亦会伤及脾胃功能，使气血化生无源，营养摄取不足，脏腑功能难以正常发挥，别提打起精神工作了，就连每个月的老朋友都开始不准时来了。要知道脾不光管着人的消化功能，还管着女性的月经……

　　认真分析了他们的情况之后，我在治疗方案后面都加上了饮食养生的要求，虽然两个人的病因、症状和治疗方案不同，但饮食养生的原则却是一个共同的要求：七分饱。

　　"吃多少，算七分饱呢？"两个人异口同声地问道。真不愧是两口子啊，问的问题都一样。

　　这要从与饮食消化直接联系的足阳明胃经说起。

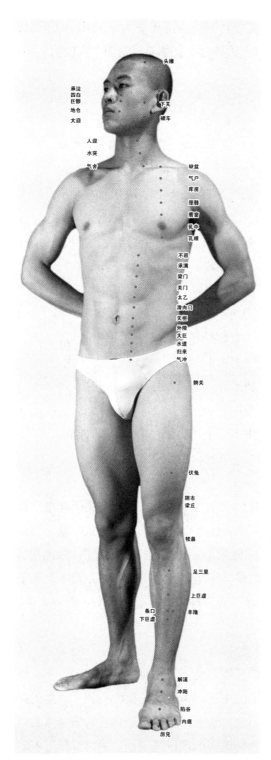

足阳明胃经起于鼻翼两侧（大肠经的迎香穴），上行到鼻根部与足太阳经交会（会膀胱经的晴明穴），向下沿鼻外侧进入上齿龈内，回出夹口（地仓穴），环绕口唇（会督脉水沟穴），向下交会于颏唇沟（会任脉承浆穴），再退而向后沿下颌出面动脉搏动处（大迎穴），再沿下颌角（颊车穴），上行耳前，经上关，沿发际，到达前额（会督脉神庭穴）。

面部支脉：从大迎前下经颈动脉搏动处（人迎穴），沿着喉咙，进入缺盆部（锁骨上窝处）向下过膈，属于胃，联络脾脏。

缺盆部直行的主脉：从缺盆向下，经乳头，向下挟脐旁，进入少腹部的气街（腹肌沟动脉部气冲穴）。

胃下口部支脉：从胃口向下，沿着腹里向下，到气冲穴与直行的主脉会合，再由此下行经髋前（髀关穴），直抵伏兔部（股四头肌隆起处），下至膝膑中（犊鼻穴），沿胫骨外侧前缘（足三里、上巨虚等穴），下经足背，进入第二足趾外侧端（厉兑穴）。

胫部支脉：从膝下3寸（足三里穴）处分出进入足中趾外侧。

足部支脉：从足背部分出，进入足大趾内侧端（脾经隐白穴）与足太阴脾经相接。

仔细观察经络图，不难发现胃经循行到胸腹部胃脘附近的几个穴位吧，从上至下分别是关门、梁门、承满和不容四穴。仔细看看这四个穴位的名字，有没有什么发现呢？

关门穴：位于在上腹部，当脐中上3寸，距前正中线2寸。解剖学发现关门穴位于腹直肌及其鞘处；有第八肋间动、静脉分支及腹壁上动、静脉分支；布有第八肋间神经分支（内部为横结肠）。正如起名，关门，意为胃的门扉关闭，已经到了结肠所在，不再负责盛纳水谷，这是胃的最下部。本穴主治腹胀，腹痛，肠鸣泄泻，水肿。

梁门穴：在上腹部，当脐中上 4 寸，距前正中线 2 寸。梁门，一个意思为"粮之门"，解剖学证明它正位于胃的最后一部分，幽门部；另外一个意思是指因胃中积聚而出现的"心下伏梁"之症，心之下为胃，胃的梁门穴处因饮食停滞而使胃脘出现如横架一根横梁的胀满不适感。本穴主治胃痛，呕吐，食欲不振，腹胀，泄泻。

承满穴：在上腹部，当脐中上 5 寸，距前正中线 2 寸。承满，可以理解为"盛满"，意为，吃到这个位置，胃里面已经装满啦。本穴主治胃痛，吐血，食欲不振，腹胀。

不容穴：在上腹部，当脐中上 6 寸，距前正中线 2 寸。不容，不能再容纳的意思。本穴主治呕吐，胃病，食欲不振，腹胀。

这几个穴位的名字真有意思，我们吃东西时，胃之下口要关闭起来，胃才能像一个袋子一样贮存食物。而吃到梁门穴以下，是比较适宜的量，达到梁门穴时，胃中就会有胀满不舒服的感觉了，甚至会出现饮食内停的情况。如果将胃看成一个口袋的话，装满口袋并不是装到溢出来，而是留下系绳子的空间，这就是承满的位置。而不容，则是再装就要溢出来啦，对胃来说，就是吃得要吐出来的位置了。

那么，吃到七分饱的位置是哪里呢？

对了，应该是梁门的位置。我们仔细回忆一下古时房屋的结构，不了解古代的房屋就想想现代的粮仓，房子的中下部为贮物贮粮的空间，而横梁以上才是尖尖的屋顶，贮藏的粮食从不超过房梁，因为要给粮食留下通风的空间。人的胃也是一样，吃进太多的食物就会出现积滞了。用餐时，千万不要让食物超过这个高度，否则，真的是要"承满和不容"，是要消化不良的呀！

而这个位置，从房屋的结构上来看，差不多就是六七分的位置，现代美学讲究人体黄金分割的比例是最佳最美的比例，而吃东西也是一样，吃到"0.618"那里是最恰当不过的了。

如果一不小心吃多了，怎么办呢？别着急，教你一招摩腹促运化吧。

腹部按揉能保健养生。在中医学的经典《黄帝内经》一书中就有记载；我国唐代名医、百岁老人孙思邈也曾经写道："腹宜常摩，可祛百病。"

摩腹可以使胃肠等脏器的分泌功能活跃，从而加强对食物的消化、吸收和排泄，明显地改善大小肠的蠕动功能，可起到排泄作用，防止和消除便秘；睡觉前按揉腹部，有利于人体保持精神愉悦，有助于入睡，防止失眠。对于患有动脉硬化、高血压、脑血管疾病的患者，按揉腹部能平息肝火，心平气和，血脉流通，可起到辅助治疗的良好作用。当然，按摩腹部也有明显的减肥效果，有小肚腩腩的朋友们更需要坚持按摩。

操作要领

双手手掌叠放于腹部，稍用力下按，以肚脐为中心，顺时针摩动，称为摩肚腹。当双掌位于侧腹部时，压于下的一只手的手指部用力回拉，压在上的另外一只手的掌根部用力回推，当摩动到另外一侧腹部时，原来压于上的手换到下面，用手指回拉，原来压于下的手换到上面，用掌根回推，如此反复摩动，动作宜缓，30~50次为佳。

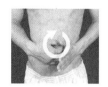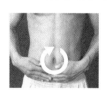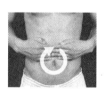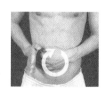

这样的回拉推按动作，不仅可以促进肠蠕动，还可以刺激与肚脐相平的两个与肠腹功能密切相关的重要穴位：天枢、大横。天枢约在脐旁三指宽，腹直肌的边缘，大横约在脐旁六指宽。

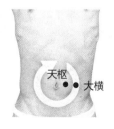

像前面我提到的小莉一样，所有的女性朋友都有一门必修课，就是保持身材。为此，除了先天条件特好，怎么吃、怎么睡都不长肉的人外，几乎每人都有一套减肥的方法。常见的减肥方法非常多，对于很多几近于"自虐"的减肥方法而言，保持毅力似乎更重要。其实并不是所有的瘦身方式，都让你痛苦难耐，摩腹就是一个算是轻松简单、不挑战你毅力的有效方法。

但如果已经发胖得比较明显，而且不仅是体重明显增加，还会自觉身体困重，疲劳感严重，甚至整日昏昏欲睡，没有精神的症状。这都是"痰"邪作祟，而关于痰我们前面已经有所介绍。营养物质不能及时消耗，聚湿成痰，就会流滞经脉，阻碍气血的正常运行，使身体困重难耐、体重飙升。这种痰不能咳唾而出，故被称之为"无形之痰"。

既然不能咳唾出来，那么应如何消除这些"无形之痰"呢？还是回到足阳明胃经吧，这条经脉在小腿部有个特别的穴位，叫作丰隆。穴位位于小腿正外侧肌肉比较丰厚的部位，故有这个名称，当然也是因为它是胃经的络穴，可以沟通脾胃两经，既健脾，又可以化有形、无形之痰，从而使"丰隆"的体型恢复苗条，才名丰隆。不管为什么，丰隆这个穴位减肥的作用还真不一般。

≈点丰隆

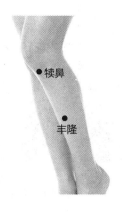

取犊鼻至外踝尖的中点，旁开胫骨外侧边缘两中指宽处即是丰隆穴。犊鼻，简单的解释就是牛鼻孔的意思，屈膝时，我们的髌骨与其下方的髌韧带形成了内外两个明显的凹陷，称为膝眼。髌骨好像牛鼻子，而膝眼好像牛鼻孔。因此，外侧膝眼就取名犊鼻。

先用拇指用力点按丰隆约半分钟，使局部出现明显酸胀感，然后稍松力，改点为揉，揉约1分钟，重复点揉8~10次，有空时即可点揉，不拘时间。

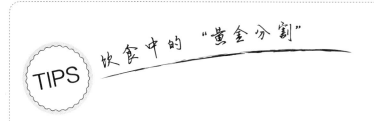

饮食中的"黄金分割"

"黄金分割"的比值为0.618，它不仅是美学造型方面常用的一个比值，也是一个饮食参数。

日本人的平均寿命多年来稳居世界首位，合理的膳食是一个主要因素。在他们的膳食中，谷物、素菜、优质蛋白、碱性食物所占的比例基本上达到了黄金分割的比值。

人体的消化道长9米。它的61.8%约为5.5米，是承担消化吸收任务的小肠的长度。人类是杂食动物，最适合消化以素食为主的混合膳食。

当膳食中碳水化合物（主要是谷物中的淀粉）的供热量占总热量的61.8%时，才能满足人体对热能的需求。因此，人们应吃以谷物为主的膳食。

人体内的水分占体重的61.8%，不计出汗，每天失去和需要补充的水达2500ml。其中半固体食物供给的水和人体内部合成的水约1500ml，大约占61.8%。其余1000ml需要补充，才能保持水平衡。因此，每人一天要喝5杯水。

蛋白质是人体含量最多的有机物质，由20种氨基酸组成，"20"的61.8%即12种氨基酸为人体自行合成，另外8种氨基酸必须由食物供给。由于谷物中的蛋白质质量较差，因此，为了保证蛋白质的摄入，膳食中优质蛋白质的供给量应达到61.8%。优质蛋白主要存在于动物性食物和豆类食物中。

植物油和动物脂肪各有其生理功效，植物油与动物脂肪的摄入比例也应符合黄金分割比值。

米、面、肉、蛋、油、糖、酒属于酸性食物，进食过多会使血液偏酸，导致酸性体质，使免疫能力下降，容易患病。据统计，有61.8%的疾病缘于酸性体质。所以，应该多吃些碱性食物，使血液保持正常的微碱性。碱性食物主要有海带、食用菌、蔬菜和水果，进食量应占膳食总量的61.8%。

✺ 控制食量有点难 ✺

早在公元前400年，医学之父希波克拉底就告诉我们：

胖人要少吃，因为肥胖之躯不会一成不变，只会每况愈下。

病人要少吃，因为病人疾病处于"高峰"之时，饮食最好处于低谷，否则饮食就会成为病情恶化的催化剂。

老人要少吃，因为成年人需要充足的"热量"，因此需要充足的食物，否则会消瘦，而老人之躯需"热量"少，犹如炉火只需少许"燃料"，燃料过多反而会使其熄灭。

现在，也有越来越多的研究证明了这位圣人的箴言，"寿命是从嘴里省出来的"。从2007年年初到年底，在全球最大的搜索引擎google上查找"calorie restriction"（限制热量）和"restriction diet"（控制饮食），相关条目早已超过百万；而在全世界最大的医学文献检索系统PubMed上，相关专业文献已将近1万篇。即使你不懂"血脂沉降指数"这些专业的术语，但美国布法罗大学2007年12月的一项研究显示，这个叫"少吃点"的家伙可以把内脏和血管中囤积的脂肪"赶跑"，提高运动和反应能力。对于糖尿病患者来说，"少吃点"更是妙不可言——不仅餐后血糖不会让你"难堪"，对于长期的血糖稳定也是好处多多。除此之外，也有大量研究显示，"少吃点"可以降低心脏病和多种癌症的发病率。

然而另外一方面，不借助外力，仅靠自身的毅力，的确控制食量有点难，这就是为什么各类减肥指导、减肥治疗、减肥训练班、减肥课程层出不穷。其实就为了一个简单的需要：一点监督，一点协助，好让我们可以坚持下来。

如果有一种简单有效的方法能够控制你的食欲，你想不想知道呢？

答案一定是"想"，甚至回答的声音会几近疯狂。其实方法非常简单，只要找对几个耳朵上的穴位，并加以按压，你就会发现，控制食量并不是那么难。

还记得"第二律——宜清淡"里我是怎么看出那位老板的健康问题的吗？对了，就是他的"耳朵"泄露了"天机"。

耳穴，并不只是简单的经验总结，而是经过临床验证、科学试验后得到的总结。它虽然起源于中国，但古希腊、埃及等国也有人注意到外耳同机体整体之间相互联系的奇妙关系。在古希腊：希波克拉底曾用割断耳后血管的方法治疗阳痿和男性不育症，他还发现外耳与"情绪低落"有关。在古埃及：有针刺耳廓以达到妇女节育的记载……在古代，相隔重洋的东西方两个古老的文化中心都注意到了耳与整体的关系，都有通过耳廓诊疗疾病的实践。

中国的针灸术是17世纪传入法国的。20世纪初，法国驻中国的领事粟理莫兰特等写的《真正的中国针术》（1943年出版）对欧洲针灸疗法推动很大，所以法国是国外应用耳针最早的国家。该国医学博士、外科医师诺吉尔早年学习过针灸，后在里昂开业。据报道，1950年，他亲眼见过一位民间医生用烧灼同侧耳廓的方法使一位患顽固性坐骨神经痛的病妇的症状完全消失，这位民间医生的治疗方法是向旅居马赛的中国人学来的。以后诺吉尔自己又用铁制有洞的"耳型"定位，以火筷烧灼对耳轮下脚——称为坐骨神经特效点的部位，治疗了几例同样的患者。但他认为烧灼耳廓太残忍，而采取针刺耳廓可获得同样的效果，经过6年的研究，他用耳针缓解各种疼痛，并治疗高血压、癫痫、月经不调、书写痉挛等病症，扩大了治疗范围。他在《德国针术杂志》1957年3~8月刊上发表第一篇连载论文，根据压痛法提出耳穴分布大致如一个倒置胎儿的"耳针治疗点图"。从此耳针传入德国及其他国家，引起世界学术界的关注。

耳朵像一个倒置的胎儿，人体的许多器官都在耳朵上有反应点，我们称之为耳穴。耳针疗法是通过对耳穴的观察（或检测）和刺激达到诊治疾病的一种方法。在针灸医学的各种刺灸方法中，耳针是较为独特的疗法：首先，耳针法有自己的刺激区，耳穴数量之多，全部集中在小小的耳郭上，仅次于体穴；其次，它在诊断、预防、治疗、保健作用上四位一体，所以说单独运用耳穴来保健和治疗疾病是可行的。

中医认为耳并不是单独的孤立的听觉器官，而是一个小的整体，它和经络脏腑有密切的联系。通过按压耳穴可调节人体脏腑的生理功能。

实验表明，刺激耳部的淋巴管、血管、神经等组合在一起的神经道路，它通过神经丛、脊髓和大脑以后，又以神经的形式走向内脏器官，能达到改善器官功能的作用。

说了这么多，那么究竟哪个耳穴可以控制食量呢?

这个穴位就是：饥点。

我临床的绝大多数减肥病人，我都会教他们在进食前或饥饿时按压耳穴（根据每个人体质特点和身体健康状况，这些穴位各有不同），事实证明点按耳穴确实可减轻饥饿感，抑制人体脾胃的消化功能，治疗后患者普遍感觉身体轻松，体重下降。实践证实，耳穴减肥是一种方法简单、行之有效的减肥方法。

饥点位于肾上腺与外鼻两穴的中点偏上处，没有系统学过耳穴解剖位置的读者，可能对这个描述非常陌生。没关系，只要按照配图所标示的区域，每餐饭前30分钟，坚持自我点按至耳朵发红热为止，就能达到控制食欲的效果了!

虽然按摩饥点的效果比较好，但是对一些朋友来说，这一个点似乎不足以让你的饭量下降，那么我们就采用一组耳穴处方来加强控制食量吧。

【处方】

主穴

饥点：肾上腺与外鼻两穴的中点偏下处。

配穴

渴点：屏尖与外鼻两穴的中点偏上处。

内分泌：屏间切迹内，耳内腔的前下部。

缘中：对耳屏游离缘上，对屏尖与轮屏切迹之中点处。

口：耳轮脚下方前1/3处。

胃：耳轮脚消失处。

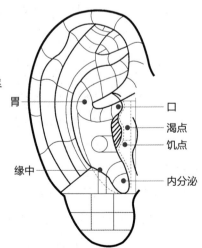

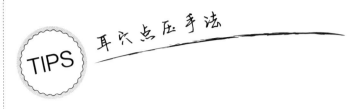

1. 点压法

在耳部相应穴位用探针、火柴梗、棉签等物点压，压力要均匀，一般每日自行按压3~5遍，双耳交替按压为佳。

2. 耳豆贴敷法

即在耳穴表面用胶布贴敷小球状材料，并按压的一种疗法。经专业医生贴敷后，每日需按压穴位3~5次，每次每穴按压30~60秒，3~7天更换一次穴位。本方法既能持续刺激穴位，又安全无痛，无副作用，适宜广泛运用。

3. 电针疗法

采用多头电极经络电脉方法，同时刺激多个耳部穴位，微小电流对耳穴的持续刺激，模拟医生的手法操作，比普通针灸刺激时间更长。且多个穴位同时起效，有主穴配穴，形成一个多穴处方，加之电脉冲刺激平和而持久，疗效更稳定，绿色无毒副作用，配合传统耳穴治疗，对失眠、神经衰弱、头痛、疲劳综合征、高血压、肥胖症等多种常见疾病治疗效果显著。

食依节

除了吃什么、怎么吃、什么时候吃、吃到什么程度外，饮食还要注意节气的规律。

春雨惊春清谷天，夏满芒夏暑相连，

秋处露秋寒霜降，冬雪雪冬小大寒。

二十四节气是几千年来我国劳动人民创造的辉煌文化，它反映季节的变化，指导农事活动和人们的生活。即使是人类科技飞速发展背景下的现代社会，二十四节气依然适用，它们依然影响着千家万户的衣食住行。

❧ 春生 ❧

<blockquote>
《素问·四气调神大论》："春三月，此谓发陈。天地俱生，万物以荣。"

春归大地，阳气升发，冰雪消融，蛰虫苏醒。自然界生机勃发，一派欣欣向荣的景象。所以，春季养生在精神、饮食、起居诸方面，都必须顺应春天阳气升发、万物始生的特点，注意保护阳气。春季，包括立春、雨水、惊蛰、春分、清明、谷雨六个节气。着眼于一个"生"字。
</blockquote>

立春

立春是二十四节气之首，"立"是"开始"的意思，立春就是春季的开始。俗话说一年之计在于春，大家对春天的到来都寄予着美好的希望，在保健方面，春天就开始合理规划个人的保健计划，才能在整年中保持一个良好的身体状态。

中医讲究"天人相应"，即人体必须顺应自然界的变化规律，保持机体与自然的平衡，才能达到养生的目的。

春季养生，首要的是：调心态。

春属木，与肝相应，特别要注意的就是养肝、护肝；你的脾气是不是很火爆呢？家庭、工作压力是否经常让你吃不消呢？春季养生，一定要保持愉快向上的好心态，这是因为阳气的生发和肝气的疏泄都如树木生长一般，喜欢条达、顺畅而恶"抑郁"；树木在春季开始新一轮的生长，人体的阳气也是如此，中医谓之"春生"。正常情况下，心情的好与坏是不会导致身体疾病的，但如果总是思虑过多，忧愁不解，就会影响到身体（西医认为从"心理疾病"转为"身心疾病"的过程），中医讲就是影响到了肝的疏泄功能。

因此，要做好春季养生，首先要调整好心情，保持开朗、乐观的心态，戒郁怒，既可防止肝火上越，又有利于阳气生长。

除却调整心态之外，饮食调理对身体的健康也相当重要。

从五行学说与四季配伍关系来看，立春以后的吃食应该宜甜少酸，这在前面合五味的章节中已经介绍过了。另外，我们都知道春天极其容易"上火"，这也是与春季肝为主气分不开的。"上火"是中医学专用名词。中医认为在一定范围内的"火"是必需的，超过正常范围就是邪火。口干舌燥、口苦、口臭、口腔溃疡、盗汗、头痛、头晕、眼干、睡眠不安、尿黄、心烦易怒、身体闷热、舌苔增厚等都是上火的表现。

为了避免"上火"，总的原则是，平时多饮水，少吃辛辣刺激性、油腻及不好消化的食物，如辣椒、花椒、糯米，少吸烟，少饮酒，甚至戒烟酒。多吃点清淡温和且扶助正气、补益元气的食物：红薯、山药、土豆、鸡蛋、鸡肉、牛肉、鲜鱼、芝麻、蜂蜜、牛奶、胡萝卜、豆芽、豆腐、莲藕、荸荠、百合、银耳、蘑菇、兔肉等；而且要多吃新鲜蔬菜，如油菜、芹菜、菠菜等，这些蔬菜都可起到清热解毒、通利二便、化湿醒脾和胃的作用，对健康非常有利。另外春季蔬果多，还要多吃甘甜爽口的新鲜水果：西瓜、山楂、苹果、葡萄等，有宁神、降火的作用。

雨水

每年2月18日前后，为"雨水"节气。顾名思义，意味着这时降水开始，雨量逐步增多。

春季肝气旺盛，从五行角度来讲肝木易克脾土，因此春季养生的一大要点就是切忌损伤脾脏。在雨水节气之后，随着降雨有所增多，寒、湿开始兴旺起来，六气之中，属寒湿最易影响脾脏的功能：湿邪影响脾脏，同时寒邪凝滞，使得湿气留恋，难以去除，故雨水前后应当着重养护脾脏。我们已经知道了，春季养脾的重点首先在于先要调畅肝脏，保持肝气调和顺畅。在饮食上就要保持均衡，五味不偏，尽量少吃辛辣食品，多吃新鲜蔬菜。

其次，雨水节气以后，虽然天气似乎变得更加暖和，气温普遍升高，但此时必须更加注意保暖，切勿受凉。同时少食生冷之物，以顾护脾胃阳气。可多吃些诸如鲫鱼、胡萝卜、山药、小米等食物，以达到健脾的目的，喝些薏米粥，利湿的效果会比较好。

▌惊蛰

俗话说得好：春雷响，万物长。无论是在我国古代还是现代，惊蛰这个节气的到来就意味着全年的劳作正式开始。大部分地区惊蛰节气平均气温一般为12~14℃，较雨水节气升高3℃以上，是全年气温回升最快的节气。惊蛰虽然气温升高迅速，但雨量的增多却有限。

在这个节气，为了保证脾胃不受影响，可以根据身体状况进行调整饮食方式，薏米、茯苓这样的利湿食物可以减少食用，但是需要多吃清淡、温暖的食物，如芝麻、蜂蜜、乳品、豆腐、鱼、蔬菜、甘蔗等。有条件的朋友可食用一些海参、银耳、鸭肉等，注意此时阳气回升已趋于平稳，且较前相比更为快速，所以燥烈辛辣之品应少吃，冬季常吃的涮羊肉、辛辣的川味火锅、大量的辣椒花椒炒制的菜品均不宜再多食用。

此外，惊蛰开始，我们都能感觉到气温升高迅速，但是注意，老话讲"春捂秋冻"，现代人往往对此嗤之以鼻——特别是有些"时尚妈妈"，自己在一年四季都是"美丽冻人"的装扮，认为完全能够抵抗寒冷，于是让自己的孩子也早早脱下冬装——其实惊蛰仍然算是初春时节。此时我国南方可能已经暖意融融，但北方地区依旧寒冷，生活在北方的人不宜过早地脱去棉服，老年人和儿童更不可骤减，因为"春捂"不仅能够抵御寒冷的侵袭，更能保护人体正在生发的阳气，为这一年的身体健康打下良好的基础。

▌春分

"春分者，阴阳相半也。故昼夜均而寒暑平。"太阳在一年中，只有两次直射在赤道上，春分即是其一。从中医上讲，春分是一个非常重要的节气，因为这一天平分了昼夜、寒暑，从气候上达到了"阴阳平衡"，因此这一节气最适合人们运用阴阳平衡规律调养身体，顺应气候使得身体达到阴阳平衡状态。

从立春节气到清明节气前后是草木生长萌芽期，现代研究也证实此时人体的血液处于旺盛时期，激素水平处于相对高峰期，这常常会引发高血压、月经失调、痔疮及过敏性疾病等。所以此节气的饮食调养，应当根据自己的实际情况选择能够保持机体功能协调平衡的膳食，切忌偏热、偏寒的饮食方法，在烹调时要讲究搭配：鱼、虾等寒性食物，必须配以葱、姜、酒等温性调料，防止菜品性寒偏凉，损伤脾胃；韭菜、大蒜、木瓜等补阳类的食材则搭配以蛋、百合、枸杞等滋阴之品，以达到阴阳互补之目的。

清明

即便你平日里对二十四节气并不是很注意，或者你从没刻意数过中国到底有多少个节气，但清明节不会让你感到陌生，因为这一天是最重要的祭祀节日，是祭祖和扫墓的日子，一个纪念祖先、怀念已故亲友的日子。

谈到清明节，我想有很多人都会想到一个历史故事：史书记载，在春秋时代，晋国公子重耳逃亡在外，生活艰苦，快要饿死的时候，跟随他的介子推从自己的腿上割下一块肉让他充饥。后来，重耳回到晋国，做了国君（即晋文公，春秋五霸之一），于是封赏所有跟随他流亡、一直效忠于他的随从们，可介子推拒绝接受封赏，而是选择带母亲隐居山中，过起了隐居的生活。

晋文公无计可施，只好放火烧山，他想，介子推孝顺母亲，一定会带着老母亲出来。谁知这场大火却把介子推母子烧死了。为了纪念介子推，晋文公下令每年的这一天，禁止生火，家家户户只能吃生冷的食物，这就是寒食节的来源。

寒食节是在清明节的前一天，古人常把寒食节的活动延续到清明，久而久之，人们便将寒食与清明合而为一。现在，清明节取代了寒食节，习俗也变成清明扫墓了。

故事说完了，我们再来说说清明养生，当然不能吃"寒食"。实际上，清明开始，基本上不会再有寒流出现了。"清明时节雨纷纷，路上行人欲断魂"，雨季又开始出现，气温会随着降雨而略有降低，但是雨后天晴，气温又会不断升高。在这个节气里，大家千万不要整日窝在家中，要经常外出到树林河边或者公园，绿色植物多的地方散步，保持乐观的心情，多呼吸新鲜空气，进行适当的运动。

饮食方面，清明时节的饮食仍以春季养肝、养阳、护脾胃为主，但要开始增加补益肺气的食物了，这是因为4月已经接近春季的尾声，夏季的主气是火，五行中心火克肺金，因此要补益肺气，未病先防。服一些适时的滋补品，如煲点银耳汤（银耳甘平，无毒，能润肺生津，益阴柔肝）；泡杯菊花茶（菊花疏风清热，有平肝、预防感冒、降低血压等作用）。也算提前为即将到来的夏季——心之主气做准备。这个季节常会有新鲜的桑椹上市，有条件的朋友可拿它与菊花一起泡茶喝，桑椹益肾润肺，可以收到肝肺同养的效果。

谷雨

谷雨是二十四个节气中的第六个节气，也是春季的最后一个节气。常言道"清明断雪，谷雨断霜"。谷雨节气后降雨增多，空气中的明显加大，此时我们在调摄养生中不可脱离自然环境变化的轨迹，通过人体内部的调节使内环境（体内的生理变化）与外环境（外界自然环境）的变化相适应，保持正常的生理功能。

之前我们一直提倡要柔肝，春季即将结束，肝气这个春季的主气也逐渐趋于平和，此时要注意适度减少清肝的食物，而增加一些护肝的食材，补充一些可食动物的肝、瘦肉、鱼虾、鸡鸭、蛋类等高蛋白、适量脂肪的饮食，以避免"柔肝"过度反而耗伤肝气。我们特别强调过情绪对肝脏的影响，容易动怒生气的人多吃一些小米、黄豆、葵花子、花生仁、黑芝麻、瘦肉、鱼、虾、海带、白萝卜、香蕉、草莓、柠檬、菠菜，这些食品都可以达到疏肝理气、缓解压力的作用。

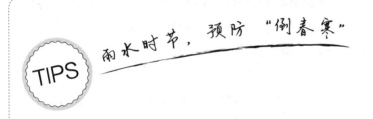

TIPS　雨水时节，预防"倒春寒"

"倒春寒"是指初春（一般指3月）气温回升较快，而在春季后期（一般指4月或5月）气温较正常年份偏低的天气现象。

这种现象对老年人和小孩的身体健康威胁较大，特别是温度骤然下降的时候，老年人热平衡的能力较差，其循环系统很容易受到"倒春寒"的刺激，血压会明显升高，容易诱发心脏病、心肌梗死等；小孩子抵抗力较弱，早春气候寒冷，空气干燥，呼吸道黏膜的防御功能会受到直接影响，流感、腮腺炎等呼吸道传染病极易流行。所以这里还要再次提醒大家，春季要注意保暖，不要过早减少衣物。

❀ 夏长 ❀

> 《素问·四气调神大论》："夏三月，此谓蕃秀；天地气交，万物华实。"
>
> 夏三月，包括立夏、小满、芒种、夏至、小暑、大暑六个节气。炎炎夏日，雨水充沛，万物生长茂盛，阳气最盛，只待成熟，供秋季采收。自然界的四时阴阳消长变化，与人体五脏功能活动是相互关联、相互通应的。心通于夏气，心阳在夏季最为旺盛，功能最强，因此夏季养生要顺应夏季阳盛于外的特点，养护阳气，同时也要注意对心的养护，以保证夏"长"。

立夏

在天文学上，立夏表示春季已去，夏季开始，是温度明显升高、炎暑来临、雷雨增多、农作物进入旺季生长的一个重要节气。

作为夏季第一个节气，立夏时间约在5月初，此时虽然已经进入夏季，但春意未退，并不合适马上将衣服减至单衣，免得感染风寒。此时患病不像其他季节那样可轻易运用发汗的药物，让邪气随汗液排放而出，而是必须谨慎用药，免得多汗耗伤心气，因此这一节气切忌不要发生伤风感冒等外感类疾病。老年人则要注意保暖，切勿伤风，以避免风寒引起的气血瘀滞，减低心脏病、中风等心脑血管疾病发作的概率。

膳食调养方面，以低脂、低盐、多维生素、清淡为主，粥食是个不错的选择。

由于夏季炎热，会造成体内丢失的水分增多，脾胃消化功能差，所以多进粥食是夏季饮食养生的重要方法：早、晚进餐时食粥，午餐时喝汤，这样既能生津止渴、清凉解暑，又能补养身体。有条件的话，可以在煮粥时加些荷叶，荷叶这味药可醒脾开胃，有消解暑热、养胃清肠、生津止渴的作用。

小满

　　小满节气正值五月下旬，气温明显增高，在疾病方面，这个节气时持续整个夏季的湿热气候已经开始形成，如果贪凉，湿热容易由皮肤侵入人体，因此这个节气是皮肤病的高发期，一些风湿骨病此时也蠢蠢欲动，所以不仅日常生活中要注意切勿贪凉、注意祛湿、适度锻炼身体外，饮食上更要谨慎。

　　小满节气特别适合常吃具有清利湿热作用的食物，如赤小豆、薏苡仁、绿豆、冬瓜、丝瓜、黄瓜、黄花菜、水芹、荸荠、黑木耳、藕、胡萝卜、西红柿、西瓜、山药、鲫鱼、草鱼、鸭肉等；忌食膏粱厚味，甘肥滋腻，生湿助湿以及酸涩辛辣的食物，如动物脂肪、海腥鱼类、油煎熏烤之物，及生葱、生蒜、生姜、芥末、胡椒、辣椒、茴香、桂皮、韭菜、茄子、蘑菇、海鱼、虾、蟹各种海鲜发物。

芒种

　　芒种时节天气炎热，已经进入典型的夏季，"春困秋乏夏打盹，睡不醒的冬三月"，其中就描述了夏天的通病——懒散。这是由于夏季气温升高的同时空气中的湿度增加，气候导致人体内的汗液无法通畅地发散出来，人体内外部均充斥着湿热之气，所以人感到四肢困倦，萎靡不振。

　　为了避免"夏打盹"，起居方面，要顺应日出日落的规律——晚睡早起；外出时避开太阳直射，但是要注意在防暑的同时，适度的"享受"一下阳光，以顺应阳气的充盛，利于气血的运行；午休可帮助你恢复体力，振奋精神。芒种过后，汗出的比较多，衣衫要勤换勤洗，而且要常洗澡，这样可使皮肤疏松，有助于热气、湿气的发泄。饮食方面除了清利湿热的食物外，还应该多吃具有祛暑益气、生津止渴的食物，如酸梅、西瓜、黄瓜、冬瓜、海棠、梨、白菜、茭白、苦瓜等。

夏至

据记载：夏至日是我国最早的节日，清代之前的夏至日全国放假一天，回家与亲人团聚畅饮。《礼记》中记载了自然界有关夏至节气的明显现象："夏至到，鹿角解，蝉始鸣，半夏生，木槿荣。"说明这一时节可以开始割鹿角，蝉儿开始鸣叫，半夏、木槿两种植物逐渐繁盛开花。从中医理论讲，夏至是阳气最旺的时节。

饮食调养，有"夏不食心"的说法（《金匮要略》）。根据五行（夏为火）、五脏（属心）、五味（宜苦）的相互关系，味苦之物亦能助心气而制肺气。夏季又是多汗的季节，中医有"汗为心之液"，多汗耗伤心气之说（从西医学上讲，出汗多则盐分损失也多，若心肌缺盐，心脏搏动就会出现失常）。中医认为此时宜多食酸味以固表，多食咸味以补心。此时虽炎热难耐，也不宜吃太多太冷的食物，免得受寒，伤害脾胃。西瓜、绿豆汤、乌梅小豆汤，虽为解渴消暑之佳品，但都不应冰镇后食用。

小暑

小暑气候炎热，人易感心烦不安，疲倦乏力，在自我养护和锻炼时，我们仍然应该护心阳，平心静气，确保心脏功能的旺盛，以符合"春夏养阳"之原则。

人体的情志活动与内脏有密切关系，有其一定规律。不同的情志刺激可伤及不同的脏腑，产生不同的病理变化。中医养生主张一个"平"字，即在任何情况之下不可有过激之处，夏季心为主，同时心为五脏六腑之大主，为主宰，有"心动则五脏六腑皆摇"之说，心神受损又必涉及其他脏腑。所以养心很重要。在情志方面，喜为心之志，这"喜"是在不过的情况下，舒缓紧张的情绪，使心情舒畅、气血和缓；如果"过"喜则会伤心，心伤则心跳神荡，精神涣散，思想不能集中，甚则精神失常，夏季养生重点突出"心静"二字就是这个道理。

小暑时节，饮食应以适量为宜。过饥，则营养不足，脾胃生化缺乏"源"，就不能滋养全身，气血就会不足，引起形体倦怠消瘦，正气虚弱，抵抗力降低，甚至罹患其他病症；过饱，会损害脾胃的消化、吸收和运化功能，导致饮食阻滞，出现腹胀、腹痛、泛酸、胃中灼热，甚至厌食、吐泻等食伤脾胃之病。多食生冷寒凉，可损伤脾胃阳气，因寒湿内生发生腹痛泄泻之症。

▌大暑

七月末的大暑是一年中最热的节气。在养生保健中常有"冬病夏治"的说法：对于那些每逢冬季发作的慢性疾病，如慢性支气管炎、肺气肿、支气管哮喘、腹泻、风湿痹证等阳虚证，此时正是最佳的治疗时机。有上述慢性病的朋友，在这一节气时尤其应该细心调养，重点防治。

暑天，运用饮食的营养作用养生益寿，是减少疾病、防止衰老的有效保证。暑天的气候特点是炎热，易伤津耗气，因此常可选用药粥滋补身体。著名医家李时珍尤其推崇药粥养生，他说："每日起食粥一大碗，空腹虚，谷气便作，所补不细，又极柔腻，与肠胃相得，最为饮食之妙也。"药粥对老年人、儿童、脾胃功能虚弱者都是适宜的。药粥虽说对人体有益，但也不可通用，要根据个人的不同体质、疾病，选用适当的药物，配制成粥方可达到满意的效果。健脾益胃、消暑止泻的白扁豆，清心除烦、健脾止泻的莲子，味甘、性凉，有清热解毒、消暑止渴、清心泻火作用的绿豆，清热除烦生津止呕的芦根等，与粳米熬制成药粥都很适宜此时服用（注意：喝粥时，忌食一切温燥、麻辣、厚腻之物）。

≫ 秋收 ≪

> 《素问·四气调神大论》："使志安宁，以缓秋刑，收敛神气，使秋气平；无外其志，使肺气清，此秋气之应，养收之道也。"
>
> 秋季，气候由热转寒，是阳气渐收、阴气渐长，由阳盛转变为阴盛的关键时期，是万物成熟收获的季节，人体阴阳的代谢也开始阳消阴长过渡。秋季，包括立秋、处暑、白露、秋分、寒露、霜降六个节气，秋季养生，养"收"最为关键。

▎立秋

大暑之后，时序到了立秋。秋是肃杀的季节，预示着秋天的到来。从其气候特点看，立秋由于盛夏余热未消，秋阳肆虐，特别是在立秋前后，很多地区仍处于炎热之中，故素有"秋老虎"之称。立秋的气候是由热转凉的交接节气，也是阳气渐收、阴气渐长，由阳盛逐渐转变为阴盛的时期。五行中秋内应于肺，肺在志为悲（忧），悲忧易伤肺，肺气虚则机体对不良刺激的耐受性下降，易生悲忧之情绪，所以精神上首先要做到内心宁静，神志安宁，心情舒畅，切忌悲忧伤感，即使遇到伤感的事，也应主动予以排解，以避肃杀之气。

饮食方面，酸味收敛肺气，辛味发散泻肺，秋天宜收不宜散，所以要尽量少吃葱、姜等辛味之品，适当多食酸味果蔬。秋时肺金当令，肺金太旺则克肝木，秋季燥气当令，易伤津液，故饮食应以滋阴润肺为宜，适当食用芝麻、糯米、粳米、蜂蜜、枇杷、菠萝、乳品等柔润食物，以益胃生津。

处暑

处暑，是暑气结束的时节，"处"含有躲藏、终止的意思，顾名思义，处暑表明暑天将近结束，此时正处在由热转凉的交替时期，自然界的阳气由疏泄趋向收敛，人体内阴阳之气的盛衰也随之转换，起居作息也要相应地调整，做到与自然相呼应的"日出而作，日落而息"，顺应时节，充沛的睡眠对这一节气的保健养生有着特别重要的作用。

处暑节气宜食清热安神之品，如银耳、百合、莲子、蜂蜜、黄鱼、干贝、海带、海蜇、芹菜、菠菜、糯米、芝麻、豆类及奶类。

白露

《礼记·月令》篇记载这个节气的景象"盲风至，鸿雁来，玄鸟归，群鸟养羞"，是说这个节气正是鸿雁南飞避寒、百鸟开始贮存干果粮食以备过冬。可见白露实际上是天气转凉的象征。

在食物的属性中，不同的饮食有其不同的"性""味""归经""升降沉浮"及"补泻"作用。不同的属性，其作用不同，适应的人群也不同，因此，每个人都要随着节气的变化而随时调节饮食结构。从白露起，典型的秋季气候开始了，也就是人们常说的"秋燥"。我们讲燥邪伤人，容易耗人津液，而出现口干、唇干、鼻干、咽干及大便干结、皮肤干裂等症状。预防秋燥的方法很多，经常去水边走走，贴近自然，多喝温水，保持室内空气适度等。饮食上可选用一些宣肺化痰、滋阴益气的中药，如麦冬、人参、沙参、西洋参、百合、杏仁、川贝等，对缓解秋燥多有良效。

秋分

如春分一样，秋分是一个相当特殊的日子：这一天阳光几乎直射赤道，昼夜时间的长短再次相等，因此，同春分一样，人们在养生中也应本着阴阳平衡的规律。

秋分时，我国大部分地区已经进入凉爽的秋季，南下的冷空气与逐渐衰减的暖湿空气相遇，产生一次次的降水，气温也一次次地下降，所谓"一场秋雨一场寒"。

在饮食调养上，很多人强调"贴秋膘"，其实，不同的人有其不同的宜忌。如对于那些阴气不足而阳气有余的老年人，使用大补之品并不适合，使用一些山药、百合、海带、莲子、山楂等平补、滋阴的食材比较好；发育中的儿童，也不宜过分进补。在食物搭配和饮食调剂方面，也要注重调和阴阳，乌鸡、羊肉、驴皮、葱、姜、枣等可以调和阴阳气血、调补胃气。此外，枸杞、怀山药、黄芪、茯苓等药材也适合在这个节气与食物搭配食用。

寒露

寒露，"露气寒冷，将凝结也"。由于寒露的到来，气候由热转寒，万物随寒气增长，逐渐萧落，这是热与冷交替的季节。在自然界中，阴阳之气开始转变，阳气渐退，阴气渐生，中医强调"春夏养阳，秋冬养阴"。因此，必须注意保养体内之阳气。当气候变冷时，正是人体阳气收敛、阴精潜藏于内之时，故应以保养阴精为主。

饮食调养应以滋阴润燥（肺）为宜。古人云："秋之燥，宜食麻以润燥。"此时，应多食用芝麻、糯米、粳米、蜂蜜、乳制品等柔润食物，同时增加鸡、鸭、牛肉、猪肝、鱼、虾、大枣、山药等以增强体质；少食辛辣之品，如辣椒、生姜、葱、蒜类，因过食辛辣宜伤人体阴精。

霜降

霜降是秋天最后一个节气，此时天气渐冷、开始降霜。继续以平补为原则，在饮食进补中当以食物的性味、归经加以区别。秋季是易犯咳嗽的季节，也是慢性支气管炎容易复发或加重的时期，梨、苹果、白果、洋葱、芥菜（雪里蕻）都是不错的选择。

❯❯ 冬藏 ❮❮

《素问·四气调神大论》:"冬三月,此为闭藏。水冰地坼,无扰乎阳;早卧晚起,必待日光。……去寒就温,无泄皮肤,使气亟夺,此冬气之应,养藏之道也。"

中医认为,冬季养生准则,是不应当扰动阳气。因为这是一年中气候最寒冷的季节,用冬眠状态养精蓄锐,为来春生机勃发做好准备,所以重点在"藏"。这一季节包括立冬、小雪、大雪、冬至、小寒、大寒六个节气。

▌立冬

"立,建始也,冬,终也,万物收藏也。"立冬意味着冬季的来临。中医学认为,这一节气的到来是阳气潜藏,阴气盛极,草木凋零,蛰虫伏藏,万物活动趋向休止,以冬眠状态养精蓄锐,为来春生机勃发准备。

在我国很多地方,都流传着"冬吃萝卜夏吃姜,不劳医生开药方"这样的谚语。萝卜具有很强的行气功能,还能止咳化痰、除燥生津、清凉解毒。郑板桥有一幅养生保健联也提到过萝卜与茶:"青菜萝卜糙米饭,瓦壶天水菊花茶"。寒风阵阵的冬日,萝卜的养生、保健、药用效应可见一斑。

然而立冬吃萝卜好,并不意味着只能吃萝卜,立冬的饮食调养要遵循"秋冬养阴""无扰乎阳"的原则,也就是说,少食生冷,但也不宜燥热,食用一些滋阴潜阳、热量较高的膳食为宜,如:牛羊肉、乌鸡、鲫鱼,多饮豆浆、牛奶,多吃萝卜、青菜、豆腐、木耳等。

小雪

小雪，表示范围、雪量较小的降雪开始了。小雪节气的前后，天气时常是阴冷晦暗的，此时人们的心情也会受其影响。

这个季节宜吃温补食品，如羊肉、牛肉、鸡肉等。同时还建议大家吃一些有益肾作用、能够缓解压力、改善抑郁情绪的蔬菜及坚果，比如芡实、山药、栗子、白果、腰果、核桃等。

大雪

俗话说：瑞雪兆丰年。大雪节气的到来，就预示着来年的吉祥与否。可同时大雪期间，正是阴气最旺盛的时期，天气越来越冷，寒风萧萧，雪花飘飘。气温骤降，咳嗽、感冒的人数倍增。因此，在此期间，要特别注意防寒保暖，以减少疾病的发作。

从养生的角度看，大雪是"进补"的大好时节。但是不能盲目地认为进补就是吃"好东西"，不能盲目地"补"，必须根据自己的体质，适当进补即可，因为太过或者不及都会导致调养失度，反而影响身体健康。

可多食红枣、桂圆、木耳、牛奶、荠菜、卷心菜、香菇、海带、紫菜、胡萝卜、菠菜、萝卜、大白菜、藕、土豆、山药、黑色食品（如黑芝麻、黑豆）等；食用葱、姜、蒜、辣椒可以行气活血、祛寒；食用根皮类蔬菜也可御寒。另外，如果觉得自己不小心补多了，可适当吃些凉性菜祛除体内多余热量，如豆腐、黄瓜等。

冬至

冬至是北半球全年中白天最短、黑夜最长的一天，过了冬至，白天就会一天天变长。古人对冬至的说法是：阴极之至，阳气始生，日南至，日短之至，日影长之至，故曰"冬至"。据说，它是二十四节气中最早制订出的一个节气。

冬天寒冷干燥，使人觉得鼻、咽部干燥，皮肤干燥、容易上火，因此每天食用滋阴养肺、润喉去燥的蔬菜和水果，不仅能摄取充足的营养物质，还会使人顿觉清爽舒适。胡萝卜、西红柿、大蒜、洋葱、大白菜、梨、猕猴桃、柚子、甘蔗都很适合这个节气常吃。

小寒

小寒的意思是天气已经很冷了。我国大部分地区小寒和大寒期间一般都是最冷的时期，"小寒"一过，就进入"出门冰上走"的三九天了。在经过了春、夏、秋近一年的消耗后，脏腑的阴阳气血会有所偏衰，此时合理进补可及时补充气血津液，抵御严寒侵袭，减少来年患病的次数，从而达到事半功倍之养生目的。

在日常饮食中多食用一些温热食物以补益身体，如糯米、刀豆、韭菜、茴香、香菜、荠菜、芦笋、芥菜、南瓜、生姜、葱、大蒜、杏子、桃子、大枣、桂圆、木瓜、樱桃、石榴、乌梅、香橼、佛手、栗子、核桃仁、杏仁、羊肉、猪肉、火腿、狗肉、鸡肉、鳝鱼、鲢鱼、虾、海参、辣椒、肉桂、花椒等。特别要提出的是，小寒时节正是吃麻辣火锅、红焖羊肉的好时节。

大寒

"大寒"是一年中的最后一个节气，在气象记录中虽不像大雪到冬至、小寒期间那样酷冷，但仍处于寒冷时期。古有"大寒大寒，防风御寒，早喝人参黄芪酒，晚服杞菊地黄丸"之说。这是劳动人民在生活中的总结，也说明了人们对身体调养的重视。

饮食上应当遵循"秋冬养阴""无扰乎阳"的原则，既不宜生冷，也不宜燥热，最宜食用滋阴潜阳、热量较高的膳食。宜食谷类、羊肉、鳖、龟、木耳等食品，宜食热饮食，以保护阳气。由于冬季重于养"藏"，此时是进补的最好时机。

附篇

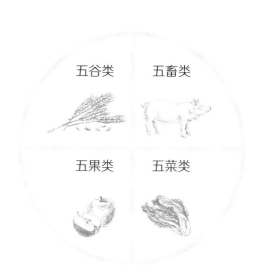

五谷类　五畜类

五果类　五菜类

❧ 五谷类 ❧

🗃 大麦

【功　　用】健胃消食，利尿通淋。

【主　　治】脾胃不健的食积饱满、消化不良；湿热壅滞下焦所致的小便淋沥涩痛。

【性味归经】味甘、咸，性凉。入脾、胃经。

【注　　意】大麦性凉、质滑，脾胃虚寒者少食。

【应用举例】大麦100g，煎汤取汁，加入生姜汁、蜂蜜各一匙，搅匀。饭前分3次服。用于突然小便淋涩疼痛。

🗃 小麦

【功　　用】养心益肾，除热止渴，利尿通淋。

【主　　治】心阴不足、内热上扰引起的心烦不寐、神志恍惚、喜悲伤欲哭，烦热口干，小便不利等。

【性味归经】味甘，性凉。入心、肾经。

【应用举例】小麦面粉500g，炒至焦黄，每天空腹适量，加糖、温水调服。或小麦、糯米等量，共炒黄，研碎，大枣去核干燥研碎，混匀，开水调服。每次30g，每日2次，连用2～3周。治疗肠胃不固的慢性泄泻。

🗃 糯米

【功　　用】健脾胃，益肺气。

【主　　治】脾胃虚弱，体倦乏力，少食，腹泻，气虚自汗。

【性味归经】味甘，性微温。归脾、胃、肺经。

【注　　意】素有痰热或脾胃运化无力者不宜。

【应用举例】糯米120g，炒黄，加红糖60g，分3次开水冲服。用于产后痢疾，恶露不尽，少腹隐痛等。

粳米

【功　　用】益脾胃，除烦渴。

【主　　治】脾胃虚弱引起的饮食减少、疲倦乏力、便溏，以及脾胃气阴耗伤引起的口渴、不欲食等。

【性味归经】味甘，性平。入脾、胃经。

【注　　意】晚粳米比早熟米补益作用大，陈粳米较新产者为好。

【应用举例】粳米30～60g，加水适量，煮成稀粥，早晨一次服食。消化力薄弱者可经常食用。

豌豆

【功　　用】益中气，止泻痢，调营卫，利小便，消痈肿，解乳石毒。

【主　　治】脾虚气弱或脾胃不和呕吐，腹泻；乳汁不通；心腹胀痛、口渴泄痢等病症。

【性味归经】味甘，性平。入脾、胃经。

【注　　意】不易多食，过食可引起消化不良、腹胀。

【应用举例】（1）嫩豌豆250g，加水适量，煮熟淡食并饮汤。用于烦热口渴，或消渴口干，以及产后乳汁不下，乳房作胀。

（2）豌豆50g，同适量羊肉煮食。用于脾虚气弱。

扁豆

【功　　用】健脾和中，化湿。

【主　　治】暑湿吐泻，脾虚呕逆，食少久泄，体倦乏力，水停消渴，赤白带下，小儿疳积。

【性味归经】味甘，性平。入脾、胃经。

【应用举例】扁豆子60g，香薷15g，加水煎汤，分2次服。用于夏季暑湿外感，症见心烦发热、脘闷、头昏等。

🍲 绿豆

【功　　用】清热解毒，消暑。

【主　　治】暑热烦渴发热，小便不利，水肿，或湿热泻痢，湿热疮疹；可解附子、巴豆毒。

【性味归经】味甘，性凉。入心、胃经。

【注　　意】脾胃虚寒滑泄者忌食。

【应用举例】绿豆60g，加水煮至豆熟后，放入金银花15g（纱布包）一同煮沸，去金银花，连豆饮服。用于暑热烦渴，小便短赤，或热病发热心烦等；亦可用于热痱、疮疹等。

🍲 赤小豆

【功　　用】健脾利湿，消肿解毒。

【主　　治】水肿、脚气；产后缺乳，腹泻，黄疸或小便不利；痔疮，肠痈。

【性味归经】味甘、酸，性平。入心、小肠经。

【应用举例】赤小豆120g，粳米30g，加水适量，煮稀粥，每日2次服用。用于产妇气血不足，乳汁不下。

🍲 黑豆

【功　　用】补肾益阴，健脾利湿，除热解毒。

【主　　治】肾虚阴亏，消渴多饮，小便频数；肝肾阴虚，头晕目眩，视物昏暗，或须发早白，脚气水肿，或湿痹拘挛、腰痛；腹中挛急作痛或泻痢腹痛；服药中毒或饮酒过多等。

【性味归经】味甘，性平。入脾、肾经。

【注　　意】本品生用、煎煮偏寒，炒食性温，过食不易消化。

【应用举例】黑豆250g，加水适量，以小火久煎至汤液浓厚，饮服。用于脾虚水肿，小便不利，体倦乏力等。

🍲 黄豆

【功　　用】健脾利湿，益血补虚，解毒。

【主　　治】脾虚气弱，消瘦少食，或贫血、营养不良；湿痹拘挛，或水肿，小便不利；食物中毒或肺痈。

【性味归经】味甘，性平。入脾、胃经。

【注　　意】不宜多食，食多易胀气。

【应用举例】黄豆30～60g，加水煎汤服。用于湿热痹痛，筋脉拘挛。

🏺 高粱

【功　　用】益脾温中，涩肠止泻。

【主　　治】脾胃虚弱，消化不良，便溏腹泻。

【性味归经】味甘、涩，性温。入脾、胃经。

【应用举例】高粱60g，炒香；大枣10个，去核，炒焦存性；共研细末，加入适
　　　　　　量白糖，混合均匀。每次6～12g，温开水送服。用治小儿脾胃虚
　　　　　　弱，消化不良，饮食减少，腹泻便溏等。

🏺 荞麦

【功　　用】下气消积，健脾除湿。

【主　　治】肠胃积滞，胀满腹痛，湿热腹泻，痢疾，或妇女带下。

【性味归经】味甘，性凉。入脾、胃、大肠经。

【用　　法】作丸、散，研末或煎汤。

【应用举例】荞麦面10g，炒香，加水煮成稀糊服食。用于夏季肠胃不和，急性
　　　　　　腹痛。

🏺 玉米

【功　　用】调中健胃，利尿通淋。

【主　　治】脾胃不健，食欲不振，饮食减少；水湿停滞，小便不利或水肿。

【性味归经】味甘，性平。入脾、胃经。

【应用举例】玉米粉30～60g，先把锅中水烧开，再撒入玉米粉，搅匀成稀糊
　　　　　　状，待煮熟时加入芝麻油、姜、食盐调味服食。用于高血压、高脂
　　　　　　血症、冠心病。

薏米

【功　　用】健脾益胃，利水除湿，缓和拘挛，清肺热。

【主　　治】脾胃虚弱，便溏腹泻；脾虚湿盛水肿，小便不利，妇女带下，或脚气肿痛；湿热痹痛，手足拘挛，酸楚疼痛；肺痈咳唾脓痰，或肠痈。

【性味归经】味甘、淡，性微寒。入脾、肺、肾经。

【应用举例】薏苡仁60g，山药60g，捣为粗末，加水煮至烂熟，再将柿霜饼25g切碎，调入溶化，随意服食。用于脾肺阴虚，饮食减少，虚热劳嗽等。

❧ 五果类 ❧

♛ 西瓜

【功　　用】清热解暑，除烦止渴，利小便。

【主　　治】暑热或温热病热盛伤津，心烦口渴；心火上炎，口舌生疮；湿热蕴结下焦，小便黄赤不利。

【性味归经】味甘，性寒。入心、胃、膀胱经。

【注　　意】脾胃虚寒，大便滑泻者少食。

【应用举例】（1）红瓤西瓜500g，取瓤绞汁，徐徐饮服。用于胃经热甚，伤耗津液，舌燥烦渴等。

（2）西瓜汁或西瓜皮加多量水煎服。用于急、慢性肾炎。

（3）西瓜去翠皮，切丝。素油烧热，放入肉丝150g略炒，后盛出。在油锅内放姜丝、西瓜丝、翻炒数下，倒入肉丝，用盐、糖、醋、麻油调味，再翻炒数下即成。用于原发性高血压，也可用作癌症患者夏季清凉解暑之品。

♛ 山楂

【功　　用】健胃消食，活血化瘀。

【主　　治】肉食或乳食积滞，脘腹胀满疼痛或腹泻；妇女产后恶露不尽，血瘀腹痛；疝气偏坠胀痛。

【性味归经】味酸、甘，性微温。入脾、胃、肝经。

【注　　意】脾胃虚弱而无积滞、气虚便溏者，不宜使用。

【应用举例】（1）山楂肉120g，加水煎煮，食山楂饮汁。用于肉食积滞，消化不良。

（2）山楂60g，打碎，加水煎汤，用少许红糖调味，空腹服用。用于产妇恶露不尽，腹中疼痛。

🏆 杨梅

【功　　用】生津止渴，和胃消食，止痢。

【性味归经】味甘、酸、性温。入肺、胃经。

【注　　意】血热火旺者不宜多食。忌与生葱同食。

【应用举例】（1）杨梅用食盐、白糖适量，腌制备用。每次嚼服2～3个。用于胃气不和，呕哕，或饮食不消。

（2）鲜杨梅250g，加白酒至淹没杨梅为度，浸泡1～2日即可，每次服半小杯。用于肠胃不和，呕吐腹泻，或腹痛。若不能饮酒者，用杨梅15g煎汤服亦可。

🏆 菠萝

【功　　用】生津止渴，助消化。

【主　　治】胃阴不足，口干烦渴；消化不良，少食腹泻。

【性味归经】味甘、微酸，性平。入胃、膀胱经。

【应用举例】鲜菠萝去皮切成小块，放少许盐与水同煮半小时。吃菠萝饮汤，每日2次，连续服完。治脾肾气虚，倦怠神疲，消渴，小便短少，头目昏花等。

🏆 樱桃

【功　　用】益脾养胃，滋养肝肾，涩精止泻。

【主　　治】脾胃虚弱，少食腹泻；肝肾不足，腰膝酸软，四肢无力，或遗精等。

【性味归经】味甘、酸，性微温。

【注　　意】热病者不宜食用。

【应用举例】樱桃250g，用白酒1000ml 浸泡1～2日即可。每次饮5～10ml，每日3次。用于瘫痪，四肢不仁；风湿痹痛日久；肝肾虚弱，筋骨不健，腰膝酸软，四肢不仁，关节不利。

🌰 石榴

【功　　用】涩汤止泻，止血，止咳。

【主　　治】腹泻或痢疾经久不止，久咳不愈。

【性味归经】味甘、酸、涩，性平。入大肠、肾经。

【注　　意】泻痢初起及咳嗽痰多新病不宜食用；多食易伤肺、生痰、损齿。

【应用举例】鲜石榴1个，切块；捣烂，绞取汁液，1次服用。用于痢疾便脓血，
　　　　　　或腹泻，以无湿热者为宜。

🌰 龙眼肉

【功　　用】益气健脾，养血安神。

【主　　治】脾胃虚弱，食欲不振，少气乏力；心脾血虚，失眠健忘，惊悸不安。

【性味归经】味甘，性温。入心、脾经。

【注　　意】内有痰火及湿滞停饮者忌用。

【应用举例】（1）龙眼肉30g，放碗内，加白糖少许，一同蒸至稠膏状，分3次服
　　　　　　用，用沸水冲服。用于气血亏虚，神疲乏力，面色无华，睡眠不安。

　　　　　　（2）龙眼肉15g，生姜10g，大枣15g，加水煎服。用于妇人产后
　　　　　　脾虚水肿。

　　　　　　（3）龙眼肉15g，粳米60g，莲子10g，芡实15g，加水煮粥，并
　　　　　　加白糖少许调味。用于思虑过度，心脾两虚，食欲不振，心悸怔
　　　　　　忡，虚烦不眠。

🌰 荔枝

【功　　用】生津益血，健脾止血，温中降逆。

【主　　治】脾胃虚弱，食欲不振，气血不足，体虚乏力；心脾血虚，失眠健
　　　　　　忘，惊悸不安。

【性味归经】味甘、酸，性温。入脾、肝经。

【注　　意】阴虚火旺或痰湿阻滞者不宜食用；不可多食，预防荔枝病。

【应用举例】荔枝干果7个，大枣5枚，水煎服。用于脾虚久泻，或气血虚亏，少
　　　　　　食乏力。

🍋 柠檬

【功　　用】清热解暑，生津止渴，和胃降逆，化痰止咳。

【主　　治】暑热烦渴，或胃热伤津，口渴喜饮；胃气不和，呕哕少食；痰热咳嗽。

【性味归经】味酸、微甘，性微寒。入肺、胃经。

【注　　意】柠檬味极酸，易伤筋损齿。

【应用举例】（1）柠檬60g，甘蔗250g，切碎略捣，绞汁，徐徐服用。用于饮酒过度，积热伤津，心烦口渴，呕哕少食。

（2）鲜柠檬适量，绞汁，频饮。可以预防中暑。

🍇 葡萄

【功　　用】补肝肾，益气血，生津液，利小便。

【主　　治】肝肾虚弱，腰背酸痛；气血不足，头昏，心悸；胃阴不足，咽干口渴；水湿内停，小便不利。

【性味归经】味甘、酸，性平。入肺、脾、肾经。

【注　　意】多食使人烦闷。

【应用举例】（1）鲜葡萄500g，捣烂，绞汁，以小火煎熬浓稠，加等量蜂蜜煎沸。每次1汤匙，用沸水化服。用于胃阴不足，咽干口渴，或热病烦渴。

（2）葡萄30g，茯苓10g，薏米20g，与粳米60g，煮粥分2次服完。连用数周。可治疗面部、肢体浮肿，小便不利，对慢性肾炎有一定的疗效；也可用于胎动不安。

🥝 猕猴桃

【功　　用】清热止渴，和胃降逆。

【主　　治】热病心烦口渴；或胃热口渴，反胃呕逆，食欲减退。

【性味归经】味甘、酸，性寒。入脾、胃经。

【注　　意】凡脾胃虚寒者慎食。

【应用举例】（1）猕猴桃干果100g，水煎服。用于胃热所致的食欲不振，消化不良。

（2）猕猴桃鲜果30～60g，去皮吃，每天3次，有生津止渴作用。用于鼻咽癌、肺癌、乳腺癌患者放疗后虚热咽干、烦渴欲饮者。

李子

【功　　用】清暑涤热，生津止渴。

【主　　治】肝虚有热，虚劳骨蒸；阴津耗伤，口中干渴。

【性味归经】味甘、酸，性凉。入肝、肾经。

【注　　意】多食伤脾胃。

【应用举例】（1）李子100g，去核捣碎，绞汁，加蜂蜜少许调服。用于肝经虚热，骨蒸劳热；也可用于预防气阴不足者对夏令炎热的不适应。

（2）鲜李子250g，绞取汁液，和米酒250g兑匀，夏初服用，每次约100ml。常饮李子酒，可使妇女容颜美丽。

杏

【功　　用】生津止渴。

【主　　治】胃阴不足，口中干渴；肺经燥热，咳嗽咽干。

【性味归经】味酸、甘，性温。入肝、肾经。

【注　　意】多食伤脾胃，损齿。

【应用举例】（1）甜杏仁30g，去皮尖，与米及适量冰糖同煮成粥，作早餐，连用2周。用于咳喘，浮肿，大便不畅。

（2）鲜杏50g，猪肺250g，洗净后，加水适量煮汤，食盐调味，饮汤食杏，连服1周。可治肺燥干咳，大便干结。

桃子

【功　　用】养阴生津，润肠通便，平喘。

【主　　治】胃阴不足，口中干渴；肠道燥热，大便干结难解。

【性味归经】味甘、酸，性平。入肝、大肠经。

【应用举例】（1）鲜桃生食，用于肠燥便秘。

（2）鲜桃3个，削去外皮，加冰糖30g，隔水炖烂后去核，每天1次。用于虚劳喘咳。

♔ 柿子

【功　　用】清热润肺，化痰止咳，消瘿。

【主　　治】燥热咳嗽；肠道燥热或痔疮出血；瘿瘤。

【性味归经】味甘、涩，性寒。入心、肺、大肠经。

【注　　意】脾胃虚寒，便溏腹泻，痰湿内盛，以及外感咳嗽者不宜食用。空腹吃未熟透或不去皮的柿子；易引起胃柿石症，尤其是吃柿后又饮白酒、热水或菜汤等，更易导致本病。

【应用举例】（1）白柿子4个，粳米60g，白糖少许，煮粥食用。用于肺燥干咳，咯血。

（2）未成熟的鲜柿子250g，捣碎，绞汁，用沸水分2次冲服。用于缺碘引起的甲状腺肿大。

♔ 苹果

【功　　用】清热除烦，生津止渴，益脾止泻，助消化。

【主　　治】病后或饮酒过度引起的烦热口渴；消化不良或脾胃失和，少食腹泻。

【性味归经】味甘、微酸，性凉。入肺、脾、胃经。

【应用举例】（1）鲜苹果1000g，切碎捣烂，绞汁，熬成稠膏，加蜂蜜适量和匀，每次1汤匙，用温开水送服。用于胃阴不足，咽干口渴。

（2）苹果30g，山药30g，共研细末，每次15g，加白糖适量，用温开水送服。用于脾胃失和，消化不良，少食腹泻，或久泻而脾阴不足者。

♔ 香蕉

【功　　用】清热解毒，润肠通便。

【主　　治】热伤津液，烦渴喜饮，肠燥便秘，或痔疮便血。

【性味归经】味甘，性寒。入脾、胃经。

【注　　意】进食过多，可导致胃肠功能障碍。

【应用举例】（1）香蕉2个，不去皮，炖熟，连皮食。用于痔疮及便后出血。

（2）香蕉2个，去皮，加贝母3g和适量冰糖，隔水蒸熟，每日2次，连用1周。可治燥热咳嗽、痔疮便秘、心烦不安等症。

柚子

【功　　用】化痰止咳，理气健胃。

【主　　治】咳嗽咯痰或喘息；中焦气滞，胸脘满闷，消化不良，饮食减少。

【性味归经】味甘、酸，性寒。

【注　　意】气虚者少用。

【应用举例】（1）柚子去核，切成小块，用酒浸泡封固一夜，煮烂，用蜜拌匀，时时含咽。用于痰阻气逆咳嗽。

（2）柚子1个，连皮切成瓣块，与鸡一起蒸熟食用。用于咳嗽气喘者。

（3）柚皮洗净去表皮，切成条状，用白糖腌浸1周，每次食15g，每日2次，连用3日。有消食化滞、醒酒清脑等作用。

橙子

【功　　用】和中开胃，宽膈健脾，生津止渴，醒酒。

【主　　治】胃阴不足，胃气不和，口渴心烦，消化不良，恶心呕逆，以及饮酒过度。

【性味归经】味甘、酸，性微凉。入肺经。

【应用举例】（1）橙子2个，取瓤囊撕碎，加适量盐、蜂蜜煎熟食。用于胃气不和，呕恶少食，或口干津少。

（2）鲜橙皮20g，加入冰糖适量，加水炖服，每日2次，连饮5日。用于感冒后，咳嗽不止，痰色白而多者。

橘子

【功　　用】开胃理气，润肺止渴。

【主　　治】胃阴不足，胃气郁滞所致的胸中烦热，满闷不舒，口中干渴，呕逆少食；肺燥咳嗽。

【性味归经】味甘、酸，性平。入肺、胃经。

【注　　意】风寒及痰饮咳嗽者不宜食。

【应用举例】鲜橘子绞汁30ml，每日饮服2次，连饮数日，有健脾和胃、清肺胃热之功，用于口渴烦热、胸膈痞满、呕逆食少者。

梨

【功　　用】清热生津，润燥化痰，解酒毒。

【主　　治】热病津伤，心烦口渴，或消渴口干，或噎膈反胃，大便干结；肺热或痰热咳嗽；饮酒过度。

【性味归经】味甘、微酸，性凉。入肺、胃经。

【注　　意】脾虚便溏及咳嗽无痰者不宜食用。

【应用举例】（1）大梨1枚，切薄片，在新汲凉水中浸泡半天，时时频饮、吃梨。用于温热病口渴。

（2）梨2000g，切碎捣烂，绞汁（或煎取汁液），小火熬至浓稠，加1倍蜂蜜，混匀并熬开，待冷即成。每次服1～2汤匙，温开水冲服。也可嚼鲜梨。用于消渴喜饮，或阴虚火炽，津液耗，口渴心烦，咽痛喉干，失音，或肺燥咳嗽。

五畜类

鸭蛋

【功　　用】滋阴润燥，清肺止咳，止痢。

【主　　治】病后体虚，口燥咽干；肺热咳嗽，喉齿疼痛等。

【性味归经】味甘，性凉。入心、肺经。

【注　　意】脾胃虚弱者不宜多食，多食则令人闷满。

【应用举例】鸭蛋2个，银耳10g，冰糖50g。水发银耳、冰糖加水适量，炖10分钟左右，打入鸭蛋，炖熟。分次食用。适用于肺阴虚燥咳，或百日咳。

鸡蛋

【功　　用】滋阴润燥，养心安神，息风安胎。

【主　　治】久病大病之后，或产后体虚，或胎动不安；母热病后期余热未尽，心烦，咳嗽，声哑及呕逆不食等。

【性味归经】蛋清味甘，性凉；蛋黄味甘，性平。入心、肾经。

【注　　意】脾胃虚弱者不宜多食，多食则令人闷满。

【应用举例】（1）鸡蛋1个，打匀，加入川贝粉5g，上锅蒸熟服食。适用于百日咳日久不愈，干咳无痰；也可用于肺结核咯血。

（2）当归15g，水煎去渣取汁，同鸡蛋2个，红糖50g共煮熟，吃蛋饮汤。用于月经不调。

鸭肉

【功　　用】滋阴清热，健脾益胃，利水消肿。

【主　　治】虚劳骨蒸发热，咳嗽痰少，咽喉干燥，头晕头痛；脾阴不足，饮食减少或挟有水湿，水肿，小便不利。

【性味归经】味甘、咸，性微凉。入脾、胃、肺、肾经。

【注　　意】脾虚便溏或外感未清者不宜用。

【应用举例】鸭1只，取肉切块；海带60g，泡软洗净，加水一同炖熟，略加食盐调味服食。用于防治高血压、血管硬化。

🥄 鸡肉

【功　　用】温中补脾，益气养血，补肾填精。

【主　　治】脾气虚弱，食少反胃，腹泻，水肿；病后气血不足，体弱乏力，头晕心悸，或产后缺乳；肾虚所致的小便频数，遗精，耳鸣耳聋，月经不调等；疮疡久不愈合等。

【性味归经】味甘，性温。入脾、胃经。

【注　　意】凡实证、热证或邪毒未清者不宜食用。

【应用举例】（1）鸡肉适量，剁碎做馅，包馄饨煮食。用治脾胃虚弱，营养不良，面色萎黄，身体瘦弱；或老人泻痢饮食不进等。

（2）鸡肉500～1000g，赤小豆250g，加水煮熟，饮汤食肉。用治脾虚或营养不良所引起的水肿。

🥄 乌骨鸡

【功　　用】补肝肾，清虚热，益脾补中。

【主　　治】肝肾阴虚，骨蒸潮热，盗汗，口渴；脾胃虚弓，中气不足，腹泻或久痢，饮食减少；脾肾两虚，遗精、白浊或妇女带下。

【性味归经】味甘，性平。入肝、脾、肾经。

【注　　意】同鸡肉。

【应用举例】（1）乌骨鸡1只，将白果15g、莲子15g、糯米15g、胡椒3g，一同装入鸡腹，扎紧煮熟，空腹时待用。用于脾虚或脾肾两虚，遗精、白浊，或妇女白带症。

♀ 海参

【功　　用】益精血，补肾气，润肠燥。

【主　　治】精血亏虚，虚衰瘦弱；妇女经闭；肾虚不固遗精，尿频；肾虚阳痿；阴血亏虚，肠燥便结等。

【性味归经】味咸，性温。入心、肾经。

【注　　意】脾虚不运，痰湿壅滞或便溏腹泻及病邪未尽者忌用。

【应用举例】海参250g，猪瘦肉250g，切片或块，加水煨炖，加食盐少许调味，饮汤食肉。适用于产后或病后体虚血少，倦怠乏力，或血虚经闭。

♀ 海蜇

【功　　用】清热化痰，软坚消积，养阴止咳，润肠通便。

【主　　治】阴虚肺燥，痰热咳嗽；瘰疬痰核；食积痞胀；大便燥结。

【性味归经】味咸，性平。入肝、肾经。

【注　　意】脾胃虚弱或虚寒者不宜食用。生食难消化，故不可过量。

【应用举例】海蜇100g，蜂蜜或冰糖30g，拌匀，蒸熟食。用于阴虚肺燥，痰热咳嗽，咽干痰稠等。

♀ 虾

【功　　用】补肾壮阳，下乳汁，托毒。

【主　　治】肾虚阳痿，气血虚弱，乳汁不下或乳汁减少；体虚麻疹、水痘出而不畅等。

【性味归经】味甘，性温。入肝、肾经。

【注　　意】阴虚火旺者忌食。

【应用举例】韭菜15g，鲜河虾240g，用食油、食盐适量，共炒熟食用。适用于肾阳不足，阳痿、遗精、遗尿、腰腿无力等。

♀ 蟹

【功　　用】续筋接骨，活血行瘀，利湿退黄。

【主　　治】跌打损伤，损筋折骨，血瘀肿痛；妇人产后血瘀腹痛，难产，胞衣不下；湿热黄疸。

【性味归经】味咸，性寒。入肝、胃经。

【注　　意】外邪未清，脾胃虚寒及宿患风疾者慎用。

【应用举例】鲜河蟹250g，捣烂，以黄酒煨热，温浸20分钟左右，取汁多次饮
　　　　　　之，并用其渣敷患处。用于骨关节脱臼，疼痛不适。

♀ 带鱼

【功　　用】养血补虚，和中开胃。

【主　　治】血虚营养不良，毛发枯黄或产后乳汁减少；脾胃虚弱，食欲不振，
　　　　　　恶心，体倦等。

【性味归经】味甘，性温。入胃经。

【注　　意】带鱼古称发物，过敏体质者应慎食。

【应用举例】带鱼500g，切段，放盐、料酒、生姜适量，蒸熟。用于肝炎、体
　　　　　　倦乏力、食欲不振、恶心等证属脾胃虚弱者，也可用于营养不良、
　　　　　　毛发枯黄。

♀ 鲶鱼

【功　　用】补脾益血，催乳，利尿。

【主　　治】脾虚水肿，小便不利；产后气血虚亏，乳汁不足等。

【性味归经】味甘，性微温。入脾、胃经。

【注　　意】鲶鱼卵有毒，不宜食用。

【应用举例】鲶鱼1尾，切块，煮汤至烂熟，取汁，打入鸡蛋2个，煮熟，以食
　　　　　　盐、生姜调味。用于产后乳汁不足。

♀ 鲫鱼

【功　　用】健脾开胃，利水消肿。

【主　　治】脾胃虚弱，少食乏力，呕吐或腹泻；脾虚水肿，小便不利；气血虚
　　　　　　弱，产后乳汁不足等。

【性味归经】味甘，性平。入脾、胃、大肠经。

【应用举例】鲫鱼1尾（约250g），蒸熟去骨，加适量水做羹，煮沸时入豆豉汁

以及胡椒、干姜、莳萝、橘皮等末，空腹食。适用于脾胃气冷，饮食不下，虚弱无力。

♀ 鲢鱼

【功　　用】温中益气。

【主　　治】脾虚气弱，少气乏力，或脾胃虚寒，饮食减少等。

【性味归经】味甘，性温。入脾、肺经。

【应用举例】鲢鱼1尾（约500g），生姜或干姜6g，加食盐少许，蒸熟食。适用于脾胃虚寒，少食纳呆，胃脘有冷感者。

♀ 鲤鱼

【功　　用】补脾健胃，利水消肿，通乳汁。

【主　　治】脾胃虚弱，饮食减少，食欲不振，水肿小便不利，或脚气、黄疸；气血不足，乳汁减少等。

【性味归经】味甘，性平。入脾、肾经。

【注　　意】鲤鱼胆味苦有毒，勿使其污染鱼肉。

【应用举例】鲤鱼500g，煮汤，用胡椒、食盐少许调味，饮汤吃肉。用于病后或产后脾胃虚寒，少食纳呆。

♀ 兔肉

【功　　用】补中益气，清热止渴。

【主　　治】脾虚气弱或营养不良，体倦乏力；脾胃阴虚，消渴口干等。

【性味归经】味甘，性凉。入肝、大肠经。

【注　　意】脾胃虚寒者禁用。

【应用举例】兔肉（切块）120g，党参30g，山药30g，大枣30g，枸杞子15g，加水共煮至肉熟透，饮汤食肉。适用于气血不足或营养不良，身体瘦弱，疲倦乏力，饮食减少。

♀ 羊肉

【功　　用】益气补虚，温中暖下。

【主　　治】脾胃虚寒，腹痛，少食，或时欲呕吐；肾阳虚衰，腰膝酸软，四肢
　　　　　　不温，尿频，阳痿等。

【性味归经】味甘，性温。入脾、肾经。

【注　　意】凡外感时邪或内有宿热者忌用。

【应用举例】羊肉250g，当归30g，生姜15g，加水煎至羊肉烂熟，去渣取汁
　　　　　　服。用于脾胃虚寒，腹中隐隐作痛，或气血不足，中阳不振，畏寒
　　　　　　怕冷，疲倦羸瘦等。

♀ 牛肉

【功　　用】补脾胃，益气血，强筋骨。

【主　　治】脾虚少食，水肿，虚损羸瘦；筋骨不健，腰膝酸软等。

【性味归经】味甘，性平。入脾、胃经。

【注　　意】火热证者忌食。

【应用举例】牛肉500～1000g，切成小块，加水适量，用小火煮成浓汁，少加
　　　　　　食盐调味。时时饮用。用于脾胃虚弱，营养不良，面浮足肿，小便
　　　　　　短少，或脾胃阴虚，消渴多饮。

♀ 猪肺

【功　　用】补肺止咳。

【主　　治】肺虚久咳，短气，咯血。

【性味归经】味甘，性平。入肺经。

【应用举例】猪肺丝100g，糯米100g，白萝卜丝100g。在锅内放入麻油，先
　　　　　　把猪肺煸炒，加入料酒、葱、姜、精盐，炒透，撒上味精，盛碗内
　　　　　　备用。将糯米淘洗干净，入锅中加水煮粥，待熟时下入猪肺等料，
　　　　　　稍煮即成。适用于肺虚咳嗽咯血等症。

♀ 猪肝

【功　　用】补肝养血，明目。

【主　　治】肝血不足，目昏眼干，或夜盲，贫血，面色萎黄。

【性味归经】味甘、苦，性温。入肝经。

【注　　意】猪肝胆固醇含量高，患有动脉粥样硬化、冠心病、高血压者不宜多食。

【应用举例】（1）绿豆50g，大米100g，鲜猪肝100g。先加水煮绿豆，半熟时加入净大米，如常法煮粥，临熟时，加入切碎的猪肝，再煮至熟透，即可食用。适用于营养不良性弱视，水肿，暑热烦渴，也可用于慢性肝病、高脂血症。

（2）猪肝1具，细切，去筋膜，加入葱白、豆豉汁，煮作羹，待临熟时，打入3个鸡蛋，稍煮片刻即可。适用于肝脏虚弱，远视无力。

♀ 猪肚

【功　　用】补虚损，健脾胃。

【主　　治】虚劳消瘦，脾虚腹泻，尿频或遗尿，小儿疳积。

【性味归经】味甘，性温。入脾、胃经。

【应用举例】（1）熟猪肚60g，粳米60g，白萝卜30g，葱末少许，加水煮粥。适用于脾虚泄泻。

（2）猪肚1具，白胡椒15g。将猪肚洗净，胡椒打碎放入其内，用线扎紧，加水慢火煨至熟，吃肚饮汤。适用于胃脘隐隐作痛，喜暖喜按，食欲减退，面色无华，神疲乏力，手足不温等症。

♀ 猪肉

【功　　用】滋阴润燥，益气补血。

【主　　治】温热病后，热退津伤，口渴喜饮；肺燥咳嗽，干咳少痰，咽喉干痛；肠道枯燥，大便秘结；气血虚亏，羸瘦体弱。

【性味归经】味甘、咸，性平。入脾、胃、肾经。

【注　　意】湿热痰滞内蕴者慎用。

【应用举例】黄花菜80g，用水泡后洗净切碎，与猪肉末400g合并，加入少量葱末、食盐、酱油、姜末、味精，调成肉馅，做成肉饼，油煎或烙熟，分顿食用。适用于妇女产后气血不足所致的乳汁缺乏或无乳。

♀ 牛奶

【功　　用】补虚损，益肺胃，生津润肠。

【主　　治】病后体虚，气血不足，胃痛隐隐，反胃噎膈，消渴，便秘，皮肤干燥等。

【性味归经】味甘，性平。入心、肺经。

【注　　意】脾胃虚寒作泻及有痰湿积饮者慎用。

【应用举例】牛奶250ml，韭菜250g，生姜25g。韭菜、生姜分别洗净，切碎，捣烂取汁，倒入锅中，再酌加牛奶，加热煮沸。趁热顿饮，每日1次，连用15～20日。适用于脾胃虚寒型慢性胃炎和脾虚寒湿型胃及十二指肠溃疡的调治。

五菜类

生姜

【功　　用】发表散寒，健脾止呕，解毒。

【主　　治】风寒感冒轻证；胃寒呕吐，腹泻；半夏中毒。

【性味归经】味辛，性温。入脾、胃、肺经。

【注　　意】阴虚内热、血热妄行者忌服。

【应用举例】生姜6g，紫苏叶30g，水煎顿服。用治风寒感冒，鼻塞流清涕，头痛等。

葱

【功　　用】发表，通阳，解毒。

【主　　治】感冒风寒，恶寒、发热、无汗、头痛；阴寒内盛所致的腹痛、二便不通、痢疾等。

【性味归经】味辛，性温。入肺、胃经。

【注　　意】表虚多汗者忌服。

【应用举例】连根葱白20根，粳米60g，加水适量，熬粥，趁热服食。用于感冒风寒无汗轻证，或感冒初起症状不明显者。

芥菜

【功　　用】宣肺豁痰，温胃散寒。

【主　　治】寒痰咳嗽，胸膈不利；胃寒少食；感冒风寒。

【性味归经】味辛，性温。入肺、大肠经。

【注　　意】凡患目疾、疮疡、痔疮及素体热盛者不宜食。

【应用举例】芥菜250g，生姜10g，红糖30g，煎汤，温服。用于感冒风寒伴有胃寒呕逆者。

茭白

【功　　用】清热除烦，利尿除湿，通乳。

【主　　治】热病烦热口渴；下焦湿热，小便不利，腹泻；产后无乳。

【性味归经】味甘，性寒。入肺、脾经。

【注　　意】其性寒滑，脾胃虚寒之便溏腹泻者不宜食用。

【应用举例】（1）鲜茭白250g，白菜250g，切碎，加水适量煮汤（不宜过熟），略加麻油、食盐、酱油等调味品即成，饮汤吃菜。用于热病烦渴，小便不利。

（2）鲫鱼500g，茭白500g，切片，加水适量，煮汤，放少许食盐调味即成，取汤饮服。用于饮酒过度，心烦发热，口渴，食欲不振等。

莴苣

【功　　用】清热利尿，通乳。

【主　　治】下焦有热，小便不利；产后乳汁不下。

【性味归经】味甘、苦，性凉。入肠、胃经。

【注　　意】脾胃虚寒者不宜生食、多食。

【应用举例】鲜莴苣250g，切丝，盐腌15分钟；海蜇丝200g，浸泡数小时，与莴苣同拌，佐餐，连用数日可治产后乳汁不足或无乳。

芋艿

【功　　用】益脾和胃，化痰软坚散结。

【主　　治】中气不足，虚弱乏力；瘰疬结核。

【性味归经】味甘、辛，性平。入脾、胃经。

【注　　意】多食滞气困脾；生品有毒，味辛麻口，不可服食，只可作药，入丸、散。

【应用举例】鲜芋艿200g，同适量粳米煮粥食。用治小儿连珠病及虚痨。现代用于淋巴结核和慢性淋巴结炎。

马铃薯

【功　　用】益气健脾，缓急止痛，通利大便。

【主　　治】脾胃虚弱，消化不良；肠胃不和，脘腹作痛；大便不利。

【性味归经】味甘，性平。入胃、大肠经。

【注　　意】脾胃虚寒易腹泻者应少食。食用发芽的含龙葵碱较多的马铃薯，可因吸收过量的龙葵碱而引起中毒，出现头痛、腹痛、呕吐、腹泻、瞳孔散大、心跳减慢、精神错乱甚至昏迷等症状。有报道儿童因食用发芽的马铃薯而中毒死亡，故应注意预防。

【应用举例】马铃薯150g，蘑菇50g，鸡肉200g，用文火炖，并调以佐料服食。用于少气乏力，烦渴食少，脚气浮肿等。

金针菜

【功　　用】清热凉血，利湿明目，安神。

【主　　治】血热出血、小便不利、心烦不安；肝虚有热，视物不清。

【性味归经】味甘，性凉。入肝、肾经。

【注　　意】食用黄花菜，以加工的干品为好，不要食鲜黄花菜及腐烂变质品，也不要单炒食，以防中毒。

【应用举例】黄花菜30g，加水400ml煮烂，调蜂蜜30g。每日3次，慢嚼咽下，连用数日。治声音嘶哑。

辣椒

【功　　用】温中健胃，散寒除湿。

【主　　治】冷感、泻下稀水、身体困倦、肢体酸痛等症。

【性味归经】味辛，性热。入心、脾经。

【注　　意】不宜多食，多食可引起头昏、眼干、唇生疱疹；凡阴虚火旺、咳嗽、目疾、咯血、吐血、便血、疮疖和消化性溃疡的患者不宜服用。

【应用举例】青辣椒250g，切成小段，放锅中煸炒至软，拨在一边；另用食用

油适量，烧热，下黑豆豉250g，翻炒至香时，再将辣椒混入略炒
拌均匀即成。用于感寒胃脘疼痛。

🌿 大蒜

【功　　用】温中健胃，消食理气，解毒杀虫。

【主　　治】饮食积滞，饮食不洁或食物中毒，呕吐腹泻；肠胃不和，脘腹冷
痛；痢疾；蛲虫病、钩虫病；肺痨、百日咳。现代用于高血压病、
高脂血症、流行性感冒、流行性脑脊髓膜炎等。

【性味归经】味辛、甘，性温。入脾、胃、肺经。

【注　　意】生食有明显的刺激性，可引起口、舌灼痛感，并产生口臭，大量服
用可减少胃液分泌；有抗菌、抗原虫作用，以紫皮蒜作用较强；凡
阴虚火旺，肺、胃有热，目、口、齿、喉、舌诸病和时行病以及内
有积热者忌食。

【应用举例】大蒜连皮10g左右，放火灰中煨熟，剥皮后嚼食。用于痢疾或腹
泻、钩虫病、蛲虫病。

🌿 洋葱

【功　　用】健胃进食，理气宽中。

【主　　治】脾胃失和，饮食减少，腹胀，腹泻。

【性味归经】味甘、微辛，性温。

【注　　意】不宜加热过久，以食用时有一定的辛辣味为宜。多食易目糊和发
病，热病后不宜进食。

【应用举例】（1）洋葱头120g，切丝，放入油锅中煸炒，加盐、酱油和少许醋、
白糖拌炒均匀即可。经常佐餐食用，可防治胃肠病和高血压病、高
脂血症等。

（2）洋葱500g或适量，剖成2~6瓣，放入泡菜坛中，淹浸2~4日
（天热1~2日），待其味酸甜而略辛辣时即可。用于消化不良，饮
食减少，或胃酸不足的患者。

（3）洋葱头100g，切细，与粳米50g，一起加水煮粥，连食数日，
可治痢疾。

韭菜

【功　　用】温阳下气，宣痹止痛，活血化瘀。

【主　　治】肾阳虚衰，阳痿，遗精，遗尿，腰膝酸软；噎膈反胃，腹痛；血瘀胸痹作痛等。

【性味归经】味辛，性温。入肝、胃、肾经。

【注　　意】阴虚内热及疮疡、目疾患者均忌食。

【应用举例】韭菜250g，生姜30g，捣碎绞汁，兑入牛乳250g，加热煮沸，慢慢温服。用于脾胃虚寒，呕吐少食，或噎膈反胃，胸膈作痛，胃有痰浊瘀血者。

芹菜

【功　　用】清热平肝，利湿通淋。

【主　　治】湿热蕴结，烦渴，小便淋沥涩痛，崩漏带下，水肿；肝经有热，眩晕头痛，面红耳赤等。

【性味归经】味甘、苦，性凉。入肝经。

【应用举例】（1）水芹菜适量，捣汁，温开水送服，每次10ml左右，每日2次。用于小便淋痛，赤涩不畅，尿血等。

（2）芹菜250g，红枣30g，煎汤，日服2次，对高血压有较好的疗效。

茼蒿

【功　　用】化痰止咳，清利头目，和中健胃。

【主　　治】痰热咳嗽，肝热头昏目眩，脾胃不和，饮食减少。

【性味归经】味辛、甘，性平。入肝、肺经。

【注　　意】脾胃虚寒腹泻者不宜用。不宜加热过久。

【应用举例】（1）茼蒿120g，煎汤取汁，加入蜂蜜饮服。用于痰热咳嗽，或肺燥咳嗽痰液浓稠。

（2）茼蒿菜250g，放沸水中焯过，切细，加香油、食盐、酱油、醋适量拌食。用于脾胃不和，食欲不振，少食呕逆。

✿ 卷心菜

【功　　用】清热散结，健胃通络。

【主　　治】胃及十二指肠溃疡疼痛。

【性味归经】味甘，性平。入肝、肠、胃经。

【应用举例】鲜卷心菜500g，绞取汁液，加入适量饴糖。每次200ml，饭前服用，每日2次。用于胃及十二指肠溃疡胃脘疼痛者。

✿ 大白菜

【功　　用】清热除烦，通利肠胃，利尿。

【主　　治】烦热口渴，小便不利或大便不通。

【性味归经】味甘，性寒。入胃、肠、肝、肾、膀胱经。

【注　　意】脾胃虚寒的患者不宜食用。用作清热，煎汤不宜太久；用作通利二便，须煮食或做菜食。

【应用举例】（1）大白菜250g，用开水烫去生味，调以香油、食盐和味精。适用于烦热口渴、小便不利。

（2）大白菜250g，用水煮汤，加冰糖25g服用，每日2次，连服5日。对百日咳有辅助治疗作用。

✿ 菠菜

【功　　用】清热除烦，润燥通便，生津止渴。

【主　　治】虚人、老人肠燥便秘；胃热烦渴、消渴多饮。

【性味归经】味甘，性凉。入肠、胃经。

【注　　意】体虚便溏者不宜多食；不宜与含钙丰富的食物同食。

【应用举例】菠菜250g，萝卜丝200g，用烧开滚油浇拌，并加少量麻油和调味品，连食数次，能治衄血、便血、便秘、消渴等症。

✿ 紫菜

【功　　用】软坚散结，清热化痰，利尿。

【主　　治】瘿瘤，瘰疬；咳嗽痰稠；饮酒过多，烦热不安；脚气，水肿，小便不利。

【性味归经】味甘、咸，性寒。入肺经。

【注　　意】多食胀腹。

【应用举例】（1）紫菜15g，研成细末，每次5g，蜂蜜兑开水送服。用于肺脓
肿、支气管扩张，咳嗽痰稠或腥臭。

（2）紫菜15g，小茴香6g，水煎服，连食数周。可治高血压。

猴头菇

【功　　用】补脾益气，助消化。

【主　　治】脾胃虚弱，饮食减少，消化不良，或体倦乏力。

【性味归经】味甘，性平。入脾、胃经。

【应用举例】猴头菇煮食，或用水、酒各半煎服。用于脾胃虚弱，疲倦乏力，饮
食减少，腹胀不适等。

蘑菇

【功　　用】补益肠胃，润燥化痰。

【主　　治】脾胃虚弱，食欲不振，体倦乏力，或妇女乳汁减少；咳嗽气逆。

【性味归经】味甘，性凉。入肠、胃、肺经。

【注　　意】动气发病，不宜多食。不吃野蘑菇，防止中毒。

【应用举例】（1）鲜蘑菇100g，猪瘦肉100g，均切片，用食油炒制，加水适量
煮熟，用盐调味食用。适用于脾虚气弱，食欲不振，身体倦怠，或
妇女哺乳期间乳汁分泌不足。对于白细胞减少症、慢性肝炎有良好
的辅助治疗作用。

（2）鲜蘑菇250g，鸡半只。先把鸡肉加水煮开，烹入黄酒，再煮
几沸，加入蘑菇和调料，继续用文火炖熟。可治脾虚纳差、神疲
乏力。

香菇

【功　　用】补脾益气。

【主　　治】脾胃虚弱，食欲减退，少气乏力。

【性味归经】味甘，性平。入胃经。

【应用举例】（1）鲜香菇90g，用植物油适量炒，加水煮成汤，放食盐调味。用于动脉粥样硬化、高血压、糖尿病等血脂过高者。

（2）香菇250g，黑木耳100g，母鸡肉500g，混合后用文火炖酥后，配以调料，再放旺火上烧开。每隔5天服食1剂，可治气血亏虚，神疲乏力，面色无华等。

❀ 银耳

【功　　用】滋阴润肺，益胃生津。

【主　　治】肺热或肺燥咳嗽，痰黏或无痰，或痰中带血；胃阴不足，咽干口燥，大便秘结。

【性味归经】味甘、淡，性平。入肺、胃、肾经。

【注　　意】风寒咳嗽，湿痰咳嗽、痰多和外感口干者忌用。

【应用举例】（1）银耳3～6g，用水浸1小时，再加水炖烂，冰糖调味服用。用于肺燥咳嗽、咯血、吐血或崩漏出血。

（2）银耳6g，糯米100g，冰糖10g，银耳用水胀发，与糯米一起煮粥，调入冰糖食用。用于虚劳咳嗽，痰中带血。

❀ 木耳

【功　　用】凉血止血，润肺益胃，通利肠道。

【主　　治】阴虚内热引起的吐血、便血或血痢、痔疮出血，崩漏；肺燥咳嗽；胃阴不足，咽干口燥。

【性味归经】味甘，性平。入肺、胃、大肠经。

【注　　意】大便不实者忌服。

【应用举例】（1）黑木耳30g，煮烂，用盐、醋调味服用。用于慢性痢疾，腹中隐痛，利下赤白。

（2）黑木耳30g，红枣30枚，煮熟，加红糖调味。用于血虚唇甲色淡，面色无华。

（3）木耳15～30g，温水浸泡，洗净，以水煮烂后，加白糖适量服。用于吐血、便血、痔疮出血，或妇女崩漏失血，而咽干口燥者。

🌿 荠菜

【功　　用】凉血止血，利尿除湿，清肝明目。

【主　　治】妇女崩漏，月经过多，或尿血、吐血、咯血；热淋，水肿，小便不利，尿浊，或妇女带下；肝热目昏、目赤或眩晕头痛。

【性味归经】味甘，性凉。入肝、肾、脾经。

【应用举例】荠菜120g，切段，同鸡蛋1~2个调匀，加食盐适量，用油煎炒，1次食用。适用于肝虚有热、眩晕头痛或目昏眼干等。

🌿 苜蓿

【功　　用】清热利尿，除湿舒筋。

【主　　治】湿热内蕴所致的小便不利，石淋，或湿热黄疸；风湿痹痛。

【性味归经】味甘，性凉。入胃、小肠经。

【应用举例】（1）鲜南苜蓿90~150g，捣烂绞汁饮。用于湿热小便不利，或石淋，小便赤涩疼痛。

（2）苜蓿叶60g，切碎，豆腐120g，猪油2匙，炖熟，1次服下，连续服用。治浮肿。

🌿 枸杞苗

【功　　用】清热补虚，养肝明目。

【主　　治】肝阴虚或肝热所致的目昏、夜盲、目赤涩痛、目生翳膜；虚烦发热，消渴口干及虚火牙痛。

【性味归经】味苦、甘，性凉。入肝、肾经。

【应用举例】（1）枸杞苗30g，切碎，鸡蛋2个，食盐少许，一同调匀，用食油煎炒。用于肝虚血少，眼目昏花，干涩或夜盲。

（2）鲜枸杞苗30g，或干品10g，用沸水浸泡，代茶频饮。用于阴虚发热，烦渴口干。

🌿 马兰头

【功　　用】清热解毒，凉血止血，利尿除湿。

【主　　治】湿热泄泻或痢疾；咽喉肿痛，痈肿疮疡；血热衄血、吐血、便血；

湿热黄疸或水肿，小便不利。

【性味归经】味辛，性凉。入肝、胃、肺经。

【应用举例】鲜马兰60～120g，加水适量煎煮。饮汤食菜。用于痔疮肿痛，便血。

🌱 竹笋

【功　　用】清热除烦，化痰下气，通利二便。

【主　　治】心胃有热，烦热口渴，小便不利，大便不畅；热痰咳嗽，胸膈不利。

【性味归经】味甘、微苦，性寒。入胃、大肠经。

【注　　意】脾虚便滑者不宜食用。

【应用举例】（1）鲜嫩竹笋60g，煮熟切片，用生姜粒、香油、醋、食盐拌食。对于热痰咳嗽、胸膈不利，有一定的辅助治疗作用。

（2）鲜竹笋60g，煮熟切片，用粳米50～100g，以水适量同煮成稀粥，加猪油、食盐调味。用于大肠有热，便结难通者。

🌱 茄子

【功　　用】清热凉血，利尿消肿，化瘀散血。

【主　　治】痰热咳嗽，血热便血，痔疮出血或大便不利，跌仆肿痛。

【性味归经】味甘，性凉。入脾、胃、大肠经。

【注　　意】其性寒滑，脾胃虚寒、肠滑腹泻者不宜多食。

【应用举例】（1）白茄子60～120g，加水煎煮，去渣取汁，加蜂蜜30g，混匀，每日分2次服用。用于燥热咳嗽或肺虚久咳，痰少或无痰。

🌱 苦瓜

【功　　用】清热解毒，明目。

【主　　治】热病或暑热烦渴；肝热目赤或疼痛；湿热痢疾。

【性味归经】味苦，性寒。入心、脾、胃经。

【注　　意】脾胃虚寒者慎用。

【应用举例】苦瓜150g，去瓤，切片，加水煎服。用治暑热烦渴或热病烦渴。

南瓜

【功　　用】补中益气，化痰排脓，驱虫。

【主　　治】脾弱气虚或营养不良，肺痈咯脓痰，蛔虫病。

【性味归经】味甘，性温。入脾、胃经。

【注　　意】多食壅气生湿，故气滞湿阻，痞闷胀满者不宜用。

【应用举例】（1）大米500g，加水煮至七八成熟时，滤起；南瓜（1000～1500g），切块，用油、盐炒过后，将滤出的大米倒在南瓜上，加少量沸水，慢火蒸熟。对于脾胃虚弱，气血不足，营养不良者，有较好的补养作用。

（2）南瓜1只，蜂蜜60ml，冰糖30g，先在瓜顶上开口，挖去部分瓜瓤，纳入蜂蜜、冰糖，盖好，蒸1小时。每日早晚各1次，连食7日。可治哮喘。

黄瓜

【功　　用】清热止渴，利水解毒。

【主　　治】热病烦热，口渴；水肿，小便不利；湿热泻痢。

【性味归经】味甘，性寒。入胃、小肠经。

【注　　意】胃寒者不宜多食。

【应用举例】（1）嫩黄瓜适量，蘸蜂蜜食。用于湿热痢疾轻证。

（2）黄瓜1个，破作两半，以醋煮一半，水煮一半，至烂熟，空腹食用。适用于水肿，小便不利。

（3）鲜黄瓜100g，切片，大蒜5只，切碎，生姜5g，切成细丝，调以盐、味精等拌食，连用数日。可治热病身热，口渴，食欲不振，疮肿热毒等症。

丝瓜

【功　　用】清热化痰，止咳平喘，凉血解毒。

【主　　治】湿热蕴结，发热烦渴；痰热咳嗽，咳痰黄稠，咽喉肿痛；痔疮便血。

【性味归经】味甘，性凉。入肝、胃经。

【注　　意】脾胃阳虚，大便泄泻者慎用。

【应用举例】（1）丝瓜150g，捣烂，绞汁，每次100ml，加蜂蜜适量，沸水冲
　　　　　　服。用于痰热咳嗽，咯痰黄稠，咽喉肿痛。

　　　　　　（2）丝瓜500g，切块，用油爆炒，加水煮熟，调味后作汤菜食。
　　　　　　用于血热便血，痔疮出血，或大肠燥结。

冬瓜

【功　　用】清热化痰，除烦止渴，利尿消肿。

【主　　治】痰热咳嗽；热病烦渴或消渴；水肿，小便不利。

【性味归经】味甘、淡，性凉。入肺、大肠、膀胱经。

【注　　意】脾胃虚寒，久病滑泄者忌食。

【应用举例】（1）冬瓜1个，切块，捣汁，每次服200～300ml，每日2～3次。
　　　　　　亦可煨熟取汁饮之。用于热病口渴，消渴。

　　　　　　（2）冬瓜500g，切厚片，煮汤食，可略加香油、食盐调味。用于
　　　　　　水肿，小便不利。多食能使体瘦轻健，有减肥之功，或用于肥胖病
　　　　　　的防治。

番茄

【功　　用】清热，生津，止渴。

【主　　治】热病烦渴，或胃热口渴、舌干；肝阴不足，目昏眼干或夜盲等。

【性味归经】味甘、酸，性微寒。入肝、脾、胃经。

【注　　意】脾胃虚寒者不宜多食。

【应用举例】（1）番茄去皮后生食。有清热解渴之功效。

　　　　　　（2）番茄汁250ml，甘蔗汁50ml，混合服下，每日2次，可治胃热
　　　　　　口苦。

胡萝卜

【功　　用】健脾化滞，润燥明目。

【主　　治】脾虚消化不良，食积胀满；肝虚目暗，夜盲或小儿疳积目昏。

【性味归经】味甘，性平。入肺、脾经。

【应用举例】（1）胡萝卜250g，切片，加水煮烂，去渣饮汁。每日3次。用于小儿消化不良，食欲不振，腹部胀满。

（2）胡萝卜250g，切片，以水煮熟，猪肝120g，切片后下，待肝熟时加生姜、食盐、猪油少许调味。适用于夜盲症、小儿疳积视物不清。

（3）胡萝卜120g，大枣10枚，用水煎煮，加饴糖调味。适用于百日咳或慢性支气管炎干咳咽痛等。

🌿 白萝卜

【功　　用】生用清热生津，凉血止血，化痰止咳；熟用偏于益脾和胃，消食下气。

【主　　治】消渴口干，鼻衄、咯血，痰热咳嗽，咽喉疼痛，失音；脾胃失和，腹痛作胀，痢疾或腹泻，饮食不消，反胃呕吐。热淋、石淋小便不利或胆石症。

【性味归经】生者味辛、甘，性凉；熟者味甘，性平。入肺、胃经。

【注　　意】脾胃虚寒者不宜多食生食；传统认为服人参、地黄、何首乌等补药时，不可同服本品。

【应用举例】（1）鲜萝卜250g，切碎绞汁，冷服。每次2汤匙，每日2～3次，亦可加适量蜂蜜或白糖调味。用于热病口渴或消渴多饮。

（2）大萝卜250g，切片，加饴糖或白糖适量，搁置一夜，即浸渍成萝卜糖水，频频饮服。亦可把萝卜切片，煎汤代茶饮。用于急慢性支气管炎和百日咳肺胃有热，咳嗽痰稠，咽喉疼痛者。

🌿 藕

【功　　用】生用，清热润肺，凉血行瘀；熟用，健脾开胃，止泻固精。

【主　　治】生用主治热病心烦，口渴喜饮；胃热津伤，噎膈反胃；衄血、吐血、便血。熟用主治脾胃虚弱，消化不良，少食腹泻，痢疾便血，不欲食，出血等。

【性味归经】味甘，性寒。入心、脾、胃经。

【应用举例】（1）藕粉12g，加白糖适量，用冷开水少许调稀，再以沸水冲调成糊状。治脾胃虚弱消化不良，或痢疾便血，口噤不能食。

（2）藕适量，切块，加水适量，小火煨炖至烂熟，饮汤食藕。用于脾胃虚弱，或阴虚血少及诸失血证。

🌿 山药

【功　　用】补脾胃，益肺肾。

【主　　治】脾胃虚弱，饮食减少，便溏腹泻；妇女脾虚带下；肺虚久咳咽干；肾虚遗精，尿频，消渴多饮。

【性味归经】味甘，性平。入肺、脾、肾经。

【应用举例】（1）山药60g，切丁，大枣30g，粳米适量，加水煮粥，以糖调味服食。用于脾胃虚弱，饮食减少，消化不良以及营血虚亏者。

（2）鲜山药蒸熟，每次饭前食90～120g。用于消渴引饮。

🌿 百合

【功　　用】润肺止咳，清心安神。

【主　　治】肺燥咳嗽，肺虚久咳，痰中带血；温热病后，余热未尽，神思恍惚，虚烦失眠。

【性味归经】味甘、微苦，性微寒。入心、肺经。

【注　　意】风寒痰嗽及脾胃虚寒大便滑泻者不宜用。

【应用举例】百合120g，蜂蜜30g，拌匀，蒸熟，时时含数片，咽津、嚼食。用于肺热或燥热咳嗽、咽喉干痛。